银屑病
诊疗规范与慢病管理

主审 杨 斌　主编 王晓华 袁立燕

广东科技出版社
全国优秀出版社

图书在版编目（CIP）数据

银屑病诊疗规范与慢病管理 / 王晓华, 袁立燕主编. — 广州：广东科技出版社, 2025.1

ISBN 978-7-5359-8318-3

Ⅰ. ①银… Ⅱ. ①王… ②袁… Ⅲ. ①银屑病—诊疗 Ⅳ. ①R758.63

中国国家版本馆CIP数据核字（2024）第076358号

银屑病诊疗规范与慢病管理
Yinxiebing Zhenliao Guifan Yu Manbing Guanli

出 版 人：	严奉强
责任编辑：	黎青青　贾亦非
装帧设计：	友间文化
责任校对：	曾乐慧　李云柯
责任印制：	彭海波
出版发行：	广东科技出版社
	（广州市环市东路水荫路11号　邮政编码：510075）
销售热线：	020-37607413
	https://www.gdstp.com.cn
	E-mail：gdkjbw@nfcb.com.cn
经　　销：	广东新华发行集团股份有限公司
印　　刷：	广州一龙印刷有限公司
	（广州市增城区荔新九路43号1幢自编101房　邮政编码：511340）
规　　格：	787 mm×1 092 mm　1/16　印张9.25　字数185千
版　　次：	2025年1月第1版
	2025年1月第1次印刷
定　　价：	68.00元

如发现因印装质量问题影响阅读，请与广东科技出版社印制室联系调换（电话：020-37607272）。

主审简介

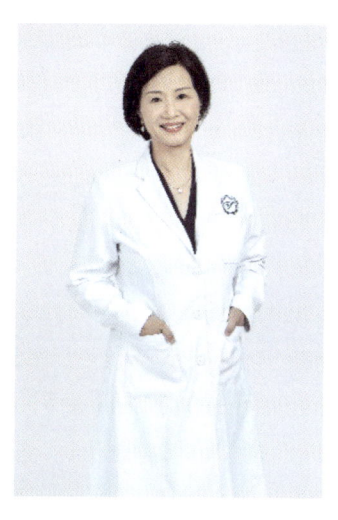

杨斌

主任医师、教授、博士研究生导师、享受国务院特殊津贴专家，南方医科大学皮肤病医院院长，现任中华医学会理事、中国医师协会皮肤科医师分会副会长、中华医学会皮肤性病学分会委员和免疫学组成员、中国整形美容协会皮肤美容分会副会长、亚洲银屑病学会（ASP）理事、广东省医学会皮肤性病学分会主任委员、广东省医师协会皮肤科医师分会副主任委员、广东省整形美容协会副会长。

主持国家、省级课题及国际合作项目10余项，以第一作者或通讯作者发表论文110余篇，其中SCI40余篇。曾获广东省科学技术进步奖二等奖、广东医师奖，获"广东省医学领军人才""全国先进工作者""全国优秀中青年医师"和"广东优秀院长"等荣誉称号。

主编简介

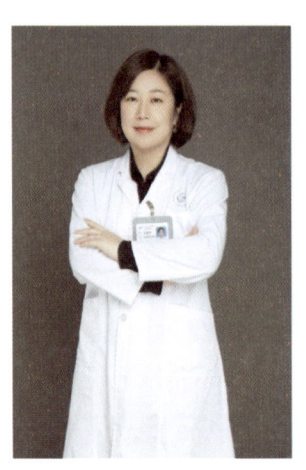

王晓华

主任医师、硕士研究生导师，南方医科大学皮肤病医院/广东省皮肤性病防治中心银屑病诊疗中心负责人。

主要研究方向为银屑病、感染性疾病。

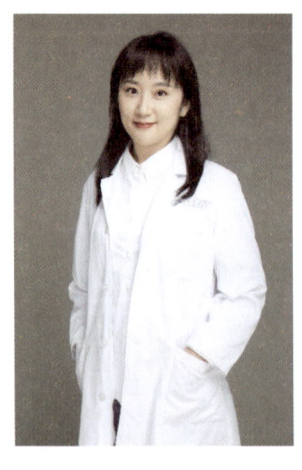

袁立燕

主治医师，在读医学博士。

编委会

主　审　杨　斌

主　编　王晓华　袁立燕

编　委　（以姓氏笔画为序）

　　　　王　宇（南方医科大学皮肤病医院）

　　　　王晓华（南方医科大学皮肤病医院）

　　　　方锐华（广州市第一人民医院）

　　　　吉苏云（南方医科大学皮肤病医院）

　　　　李常兴（南方医科大学南方医院）

　　　　杨　斌（南方医科大学皮肤病医院）

　　　　邱晓愉（南方医科大学皮肤病医院）

　　　　余晓玲（南方医科大学皮肤病医院）

　　　　张三泉（广州市皮肤病医院）

　　　　陈永锋（南方医科大学皮肤病医院）

　　　　陈信生（广东省中医院）

　　　　袁立燕（南方医科大学皮肤病医院）

　　　　梅淑清（珠海市第三人民医院）

　　　　韩光明（东莞市人民医院）

　　　　赖庆松（普宁市皮肤病医院）

　　　　廖　家（中山市第二人民医院）

序

银屑病作为一种常见的慢性炎症性皮肤病，已经成为重要的全球公共卫生问题。它不仅对患者造成显著的身心困扰，还给医疗系统和社会资源带来巨大负担。因此，科学的诊疗规范和高效的慢病管理显得尤为关键。本书的目标是为皮肤科医生，尤其是从事银屑病相关工作的皮肤科同行们，提供一份较为详尽的银屑病诊疗指南，帮助其在临床中更好地规范诊断、制订个性化治疗方案，并在慢病管理中为患者提供精准且持续的健康管理服务。

本书内容分为两大部分：第一部分聚焦银屑病的诊疗规范，涵盖病因学、临床表现、诊断标准及各类治疗手段；第二部分探讨银屑病的慢病管理流程，强调通过医学随访、个体化治疗调整和多学科协作，帮助患者长期控制病情，减少复发，提高生活质量。慢病管理不仅要求治疗，更注重对患者皮肤症状、心理状态、社会适应和并发症防治等的全方位关怀。本书的编写，是基于临床工作中的不断积累，同时也得到了多位同行专家的支持与帮助。希望本书能够为银屑病的临床诊疗和慢病管理提供有益的指导，推动银屑病的规范化治疗和个体化管理的全面落实，最终实现银屑病患者的长期健康管理目标。我相信，通过不断学习和吸收最新的临床研究成果，我们能够为银屑病患者提供更精准、有效的诊疗服务，改善他们的健康状况和生活质量。

南方医科大学皮肤病医院（广东省皮肤病医院，广东省皮肤性病防治中心）院长

中国医师协会皮肤科医师分会副会长

广东省医学会皮肤性病学分会主任委员

杨斌

前言
PREFACE

银屑病是一种免疫介导的慢性、复发性、炎症性皮肤病，其病程长，病因复杂，病情迁延不愈，常合并内脏损害、关节损害等其他系统异常，给患者带来沉重的经济负担和社会负担。近年来，新型药物如生物制剂、靶向小分子药物的问世给银屑病的治疗带来了革命性变化，但治疗过程中仍存在重治疗、轻预防，皮损难清除、易复发，药物潜在不良反应等问题。同时，部分银屑病患者对疾病知识相对缺乏科学认识，对新型治疗方法可能存在抵触情绪。银屑病是一种皮肤科常见的慢性病，医生应尽可能兼顾防治、规范其慢病管理，这样患者才能获得更大的益处。

为规范银屑病的诊疗，我院银屑病诊疗团队参考国际及国内银屑病治疗指南，结合我院实际情况，在多年银屑病规范化诊疗经验的基础上，不断探索符合实际应用的银屑病慢病管理模式。通过制定本工作规范，期望为患者提供规范化诊疗参考，最大限度地提高患者生活质量。

本书主要由银屑病诊疗规范、银屑病慢病管理两部分组成。第一部分为我院银屑病诊疗中心在国内外银屑病诊疗指南的基础上，结合我院实际诊疗流程所制定的操作规范。第二部分则详细介绍了我院在银屑病慢病管理方面的成果。为达到减少银屑病复发、提高患者生活质量、降低医药费用等目标，我院经过多年的探索，参考国内外慢病管理模式，累积了丰富的经验，形成了较为完善的银屑病慢病管理模式。希望本书能在临床开展工作、银屑病患者管理工作方面对全省乃至全国皮肤科同道有所帮助。

感谢我院银屑病诊疗中心及各位同仁在编写本书过程中付出的努力。但由于编者水平所限，可能存在某些错误和疏漏之处，殷切期望各位读者批评指正，以便修正。

目录
CONTENTS

第一章　银屑病诊疗规范
Chapter 1

一、概述　　　　　　　　　　　　　　　　002
二、病因及发病机制　　　　　　　　　　　　002
　（一）遗传因素　　　　　　　　　　　　002
　（二）环境因素　　　　　　　　　　　　003
　（三）免疫因素　　　　　　　　　　　　003
三、临床表现　　　　　　　　　　　　　　003
　（一）分型　　　　　　　　　　　　　　003
　（二）分级　　　　　　　　　　　　　　009
四、辅助检查　　　　　　　　　　　　　　010
　（一）病理检查　　　　　　　　　　　　010
　（二）影像学或皮肤影像学检查　　　　　011
五、诊断及鉴别诊断　　　　　　　　　　　013
　（一）诊断　　　　　　　　　　　　　　013
　（二）鉴别诊断　　　　　　　　　　　　013
六、治疗　　　　　　　　　　　　　　　　014
　（一）治疗原则　　　　　　　　　　　　014
　（二）一般治疗　　　　　　　　　　　　014

（三）药物治疗　　　　　　　　　　　　　　015
　　（四）物理治疗　　　　　　　　　　　　　　032
　　（五）其他治疗　　　　　　　　　　　　　　037
七、银屑病的皮肤护理　　　　　　　　　　　　042
　　（一）皮肤清洁护理　　　　　　　　　　　　043
　　（二）皮肤保湿护理　　　　　　　　　　　　043
　　（三）皮肤封包护理　　　　　　　　　　　　043
　　（四）皮肤湿包护理　　　　　　　　　　　　044
　　（五）光疗后皮肤护理　　　　　　　　　　　044
　　（六）生物制剂治疗前后皮肤护理　　　　　　044
八、预防　　　　　　　　　　　　　　　　　　045
　　（一）预防感染　　　　　　　　　　　　　　045
　　（二）预防过敏　　　　　　　　　　　　　　045
　　（三）保持情绪稳定、正常作息及饮食　　　　045
　　（四）避免服用诱发和加重银屑病的药物　　　045

第二章　银屑病慢病管理
Chapter 2

一、银屑病慢病管理介绍　　　　　　　　　　　048
　　（一）银屑病慢病管理现状　　　　　　　　　048
　　（二）银屑病慢病管理模式的建立　　　　　　048
　　（三）展望　　　　　　　　　　　　　　　　052
二、团队成员　　　　　　　　　　　　　　　　052

三、门诊管理 052
（一）首诊患者就诊管理 052
（二）复诊患者就诊管理 055

四、病房管理 058
（一）普通病房住院流程 058
（二）银屑病诊疗中心日间病房入/出院流程 058
（三）住院患者临床路径管理 059

五、共病管理 059
（一）针对共病患者的银屑病治疗建议 059
（二）生物制剂管理 066

六、专病护士培训与考核 080
（一）培训内容 081
（二）考核内容及要求 082

七、患者随访管理 082
（一）银屑病生物制剂治疗首诊患者管理 082
（二）使用英夫利西单抗患者治疗管理 084
（三）患者随访流程 085
（四）银屑病患者随访注意事项 085

八、患者健康教育管理 085
（一）患者教育的目的 085
（二）患者教育的流程 086

九、满意度调研 086
（一）患者满意度意义 087
（二）患者满意度调研整体思路 087
（三）调研问卷设计整体方案 087

（四）调研流程	088
（五）目前我院常用的调研方法	089
十、病例分享	090
附录	111
参考文献	128

第一章

银屑病 诊疗规范

一、概述

银屑病（psoriasis）是一种免疫介导的慢性、复发性、炎症性皮肤病，典型皮损临床表现为鳞屑性红斑或斑块，局限或广泛分布。银屑病可以合并其他系统异常，如伴内脏及关节损害。中、重度银屑病患者罹患代谢综合征和动脉粥样硬化性心血管疾病的风险增加。

二、病因及发病机制

银屑病的确切病因及发病机制尚未被完全阐明。遗传背景、环境诱因、免疫应答异常等因素相互作用，最终导致角质形成细胞的异常增殖和（或）关节滑膜细胞与软骨细胞的炎症反应[1]。

（一）遗传因素

流行病学资料和遗传学研究均支持银屑病具有遗传倾向。31.26%的银屑病患者有家族史，其中一级亲属和二级亲属的遗传度分别为67.04%和46.59%。父母一方患银屑病时，其子女的发病率约为16%；父母双方患银屑病时，其子女的发病率高达50%[2]。同卵双生和异卵双生之间的发病一致性研究也支持遗传因素对银屑病发病的影响。迄今为止，已发现的银屑病易感位点有PSORS1-15（其中PSORS9为中国汉族人群所特有），已被确认的银屑病易感基因有*IL-12B*、*IL-23R*、*IL-23A*、*IL-17A*、*LCE3B*、*LCE3C*、*LCE3D*、*TNFAIP3*等80多个[1, 3]*。

---

* IL：白细胞介素；LCE：晚期角质化包膜蛋白；TNFAIP3：肿瘤坏死因子α诱导蛋白3。

（二）环境因素

环境因素在诱发或加重银屑病，或使病情迁延不愈方面起着重要作用，这些因素包括感染、精神紧张、不良嗜好（如吸烟、酗酒）、创伤、某些药物反应等。如点滴状银屑病发病常与咽部急性链球菌感染有关，进行抗感染治疗后可能使病情好转，皮损减轻或消退[4]；精神紧张（如应激、睡眠障碍、过度劳累）可致银屑病发生、加重或复发，采用心理暗示疗法可缓解病情；创伤（如手术、烫伤、烧伤或皮擦伤）可使受伤局部发生同形反应而诱发银屑病[5, 6]。

（三）免疫因素

T淋巴细胞异常活化，在表皮或真皮层浸润为银屑病的重要病理生理特征，这表明免疫系统参与该病的发生和发展过程。新近研究表明，树突细胞及其他抗原呈递细胞（APC）产生IL-23，诱导$CD4^+$辅助性T淋巴细胞向Th17细胞分化增殖，分化成熟的Th17细胞可分泌IL-17、IL-21、IL-22等多种Th17类细胞因子，刺激角质形成细胞的过度增殖和（或）关节滑膜细胞的炎症反应[7]。因此，Th17细胞及IL-23/IL-17轴在银屑病发病机制中可能处于关键环节，并成为新的治疗靶点[8]。

三、临床表现

（一）分型

银屑病的分型主要包括寻常型、脓疱型、红皮病型、关节病型银屑病和银屑病共病。

1. 寻常型银屑病

分为点滴状银屑病和斑块状银屑病。

（1）**点滴状银屑病**：多发生于30岁以下的个体，发病前2~3周有溶血性链球菌引起的上呼吸道感染病史。皮疹初发呈向心性分布，多位于躯干和四肢近端，临床表现为1~10 mm境界清晰的红色丘疹、斑丘疹，色泽潮红，覆以少许鳞屑。点滴状银屑病多有自限性，但也有一定比例的个体可能发展为慢性斑块状银屑病。点滴状银屑病可能是银屑病的首发表现，也可能是斑块状银屑病的急性加重表现。

（2）**斑块状银屑病**：占银屑病的80%~90%，是银屑病最常见的表现形式。斑块状银屑病表现为界限清楚的红色斑块，直径数厘米不等，数量不一，可少量散在分布，也可多发，小斑块融合成大斑块，甚至覆盖全身。皮疹通常好发于头皮、躯干、臀部和四肢伸侧面。斑块表面通常干燥，脱屑明显，轻刮表面鳞屑，犹如蜡滴，称为蜡滴现象；刮去表面白色鳞屑后，可露出一层淡红发亮的半透明薄膜，称为薄膜现象；再继续刮除薄膜，可见小出血点，称为点状出血现象（Auspitz征）。部分斑块状银屑病也可单独发于头皮，头皮皮损鳞屑较厚，常超出发际，皮损处毛发由于厚积的鳞屑紧缩而成束状，犹如毛笔，称为"束状发"。

2. 脓疱型银屑病

分为泛发性和局限性两型。

（1）**泛发性脓疱型银屑病**（generalized pustular psoriasis，GPP）：分为5个临床类型，分别为急性GPP、妊娠期GPP、婴幼儿脓疱型银屑病、环状脓疱型银屑病及局限型GPP。急性GPP又称von Zumbusch型，是一种少见的重度银屑病，由遗传因素与环境因素共同诱发，呈活跃、不稳定的疾病状态，可由急性感染、治疗不当等因素引起。成人GPP发病前多数有寻常型银屑病病史，而儿童GPP发病前多数无寻常型银屑病病史。急性GPP临床表现为在红斑基础上急性发作的多发无菌性脓疱，针尖至粟粒大小，分布密集、广泛，可累及甲、手掌、足跖，数小时后，脓疱融合形成大片脓糊，同时伴有发热、肌痛、白细胞增多等中毒症状。一般1~2周后脓疱干燥结痂，病情自然缓解，但可反复呈周期性发作。可伴有地图舌、沟状舌、皱襞舌等。

（2）**局限性脓疱型银屑病**：通常局限于手掌及足跖，伴或不伴有经典的斑块状皮损。连续性肢端皮炎和掌跖脓疱病（palmoplantar pustular psoriasis，PPP）是局限性脓疱型银屑病的两个特殊类型。连续性肢端皮炎好发于指、趾部，以无菌性脓疱为特征。脓疱常初发于手指、足趾末端指节伸侧面，逐渐蔓延至手足的近端，甚至泛发全身。常伴有甲病变，甲床和甲基质处形成脓疱，导致甲变形、萎缩、剥离。晚期可能会发生远端指（趾）骨溶解现象。掌跖脓疱病是一种发生于掌跖部的慢性、炎症性、复发性疾病，以在红斑基础上周期性发生簇集性无菌性小脓疱，伴角化、脱屑为临床特征，常对称分布，手掌皮损以大、小鱼际处为主，跖部好发于足弓，远端较少受累。

3. 红皮病型银屑病

是一种少见的重症银屑病，多数由银屑病在急性期受到某些因素刺激或治疗不当诱发，少数由银屑病急性加重演变而来。临床表现为全身弥漫性潮红、浸润肿胀，并伴有大量糠状鳞屑，红斑几乎覆盖整个体表。因皮肤表面大量角蛋白脱失导致体温调节功能受损，患者常伴有全身症状，如发热、畏寒等，并伴浅表淋巴结肿大、低蛋白血症等。

4. 关节病型银屑病

又称银屑病关节炎（psoriatic arthritis，PsA）。除皮损外可出现关节病变，多数病例关节症状继发于皮损后，但也有少数病例关节症状先于皮损出现，或与皮损同时发生。关节损害可轻可重，且与皮损无直接相关性。关节炎症从中轴关节病到外周关节病均可见，包括滑膜和邻近软组织炎症、附着点炎、指（趾）炎、新骨形成及严重骨溶解等，部分可同时合并出现。受累关节可表现为肿胀、疼痛、晨僵及活动受限等，严重者呈进行性进展。病程迁延，易复发，晚期可出现关节强直，导致残疾。甲改变是关节病型银屑病的典型特征，常表现为点状凹陷、甲剥离、甲下角化过度等，其中点状凹陷是关节病型银屑病远端指间关节受累的特征性表现。关节病型银屑病通常无特异性的血清学检测指标，影像学改变可能于疾病早期发生，高频超声及磁共振成像（MRI）有助于早期诊断。X线片改变出现较晚，常表现为关节侵蚀、关节间隙变窄、软骨消失、骨溶解等。通常将关节病型银屑病分为5类，不同类型间可相互转化，合并存在。

（1）**对称性多关节型**：病变以近端指（趾）间关节为主，也可累及远端指（趾）间关节及大关节，如腕、肘、膝和踝关节等。

（2）**非对称性少关节型或单关节型**：多数关节病型银屑病为此类型，单个关节或少数关节受累。可累及远端或近端指（趾）间关节等小关节，伴有指（趾）端滑膜炎和腱鞘炎，受累指（趾）可呈现典型的腊肠指（趾）；也可累及膝、踝、髋、腕等大关节。通常分布不对称，随着病程进展也可发展为对称性多关节受累。

（3）**远端指间关节型**：病变累及远端指间关节，通常伴有甲损害。

（4）**脊柱关节病型**：多发于男性，以脊柱和骶髂关节病变为主，影像学表现为韧带骨赘形成，严重时脊柱融合，骶髂关节模糊，关节间隙狭窄甚至融合。

（5）**残毁型**：是关节病型银屑病的严重类型。多累及指（趾）、掌、跖骨等，受累骨可发生骨溶解、关节强直、畸形，常伴发热、骶髂关节炎等。

5. 银屑病共病

1961年Reed等[9]发现，银屑病关节炎患者心脏病，包括冠心病、心肌梗死的发病率升高，1987年已经有银屑病并发糖尿病的报道。除了皮肤症状外，中、重度银屑病患者可合并其他相关疾病，如代谢综合征、心血管疾病等，称为银屑病共病（comorbidity）[10, 11]。目前认为银屑病是一种系统性炎症性疾病。随着研究的深入，对银屑病共病的认识从最初合并糖尿病、心血管疾病、肥胖、关节炎，发展为合并自身免疫性疾病、心理疾病及一些肝肾疾病的风险增加[12, 13]。

（1）**心血管疾病**：研究发现，银屑病患者冠状动脉疾病[14]、心肌梗死的[15]发病率明显升高，同时有研究证明心肌梗死及心血管疾病危险因素（如糖尿病、高血压、高血脂和吸烟等）与银屑病相关[16]。其他心血管疾病风险因素如肥胖、年龄、胰岛素抵抗、高同型半胱氨酸血症、抑郁症等在银屑病患者中的发生率也高于普通人群或其他皮肤疾病患者。银屑病或严重银屑病更容易发生严重高血压及难以控制的高血压；严重银屑病合并高血压会加大心血管疾病的风险，使用高血压药物控制血压可降低心血管疾病的风险[17]。对于40岁以上银屑病患者，高血压的风险明显增加，需每年筛查。目前研究显示，接受甲氨蝶呤治疗的银屑病患者联合应用叶酸，可降低心血管疾病的发病率。使用肿瘤坏死因子α（TNF-α）抑制剂的患者心血管疾病的发病率较低[16]。

（2）**肥胖**：肥胖或超重的银屑病患者发生代谢综合征或心血管疾病的风险明显增加，肥胖或超重也是心血管疾病、代谢综合征发生的危险因素。银屑病患者肥胖的发病率更高，特别是重度银屑病患者[18]。有研究发现，35岁以下的银屑病患者比65岁以上的患者更容易出现肥胖[19]。接受减肥干预的银屑病患者达到银屑病皮损面积和严重程度指数改善75%（PASI 75）的比例高于对照组[20]。超重可能干扰银屑病患者的药物治疗，如降低阿维A（acitretin）、甲氨蝶呤、环孢素（cyclosporine）及一些生物制剂的疗效和增加其不良反应等[21]。

（3）**代谢综合征**：是一组代谢紊乱疾病，如中心性肥胖、高血压、胰岛素抵抗和血脂异常同时出现的综合征。通常，其他心血管疾病危险因素伴随代谢综合征同时发生，包括凝血增加倾向、微量蛋白尿、高尿酸血症、血液中的炎症标志物增加（如C反应蛋白或IL-6），未来出现心血管疾病的风险将成倍增加。研究发现，代谢综合征在成人及早发银屑病患者中的发病率都更高[22]。

参考美国心脏病协会的诊断标准[23]，满足以下3条及以上诊断标准者可诊断为代谢综合征。①腰围：男性>102 cm，女性>88 cm；②血清甘油三酯≥1.7 mmol/L或已接受相应治疗；③高密度脂蛋白（HDL）：男性<1.03 mmol/L，女性<1.29 mmol/L，或已接受特异治疗；④高血压：血压>130/85 mmHg（1 mmHg≈0.133 kPa）或已服用药物以治疗高血压；⑤空腹血糖≥6.1 mmol/L或已诊断为2型糖尿病。

参考中国2型糖尿病防治指南（2020年版）中的标准，具备以下3项及以上者诊断为代谢综合征。①腹型肥胖（即中心性肥胖）：腰围男性≥90 cm，女性≥85 cm；②高血糖：空腹血糖≥6.1 mmol/L，或糖负荷后2 h血糖≥7.8 mmol/L和（或）已确诊为糖尿病并治疗者；③高血压：血压≥130/85 mmHg和（或）已确诊为高血压并治疗者；④空腹甘油三酯（TG）≥1.7 mmol/L；⑤空腹高密度脂蛋白胆固醇（HDL-C）<1.04 mmol/L。

代谢综合征的主要控制目标是降低心血管疾病的风险，生活方式调整是代谢综合征的一线治疗，包括控制体重达到体质指数（BMI）<25 kg/m^2、增加运动（每日保持中等轻度锻炼30 min）及养成健康的饮食习惯。

（4）其他：银屑病与精神情绪障碍（如抑郁症）、皮肤肿瘤[24]［如接受长波紫外线联合补骨脂素（PUVA）治疗患者鳞状细胞癌的风险可能上升］、自身免疫性疾病、其他疾病（如口腔黏膜及颞下颌关节炎、牙周炎[25]、阻塞性睡眠呼吸暂停[26]、慢性阻塞性肺病[27]、骨质疏松[28]、帕金森病、乳糜泻、勃起功能障碍[29]等）及严重感染的风险亦存在相关性。

目前大多数皮肤科医生在治疗银屑病时忽视了银屑病患者的心血管疾病[29]、自身免疫性疾病等银屑病共病。对于银屑病共病应强调早治疗。近年来，已提出了包括心血管危险因素在内的银屑病共病的综合管理方法，建议轻度银屑病患者应当每年筛查，重度银屑病患者每半年筛查1次[30]。

（二）分级

在制订合理的治疗方案前，需要评估银屑病的严重程度，包括受累范围、部位、皮损的严重程度、对生活质量的影响等各方面。目前根据银屑病类型的不同，采用不同量表评估疾病的严重程度。

1. 寻常型斑块状银屑病

临床上常用PASI评分、体表受累面积（BSA）评分及医生整体评价（PGA）评分评估银屑病的严重程度。特殊部位银屑病评估工具包括：银屑病头皮严重程度指数（PSSI）、掌跖银屑病面积和严重程度指数（PPASI）、静态医师生殖器整体评估（sPGA-G）、甲银屑病严重程度指数（NAPSI）及改良的NAPSI评分（mNAPSI）等。

（1）三分法：一般根据BSA、PASI及皮肤病生活质量指数（DLQI）将寻常型银屑病分为3级。临床上将简单界定银屑病严重程度的方法称为10分制规则，BSA≥10%（10只手掌的面积），或PASI≥10，或DLQI≥10即为重度银屑病（表1-1）。

表1-1 临床界定银屑病严重程度的方法

轻度	中度	重度
疾病不改变患者的生活质量	疾病改变患者的生活质量	疾病严重影响患者的生活质量
患者能将疾病的影响最小化，不需要治疗	患者期望治疗能够提高生活质量	对有最小不良反应的治疗措施效果不佳
治疗措施没有已知的严重不良反应（如外用糖皮质激素）	治疗措施不良反应最小（尽管治疗不便、价格昂贵、耗时、疗效不完全，但患者认为对其近期和远期的健康状态均无影响）	患者情愿接受有影响生命状态不良反应的治疗以缓解或治愈疾病
BSA＜3%，或PASI＜3，或DLQI＜6	BSA 3%～＜10%，或PASI 3～＜10，或DLQI 6～＜10	BSA≥10%，或PASI≥10，或DLQI≥10 ·疾病部位：如面部、手足、指甲、生殖器 ·关节病或关节炎

（2）二分法：在银屑病分为轻度、中度、重度3级的基础上，继续采用二分法分类，以便临床医师制订治疗决策。二分法将所有患者分为局部治疗和系统治疗两类。系统治疗患者至少满足以下标准之一：BSA＞10%；累及特殊部位；局部治疗失败。

2. 脓疱型银屑病

目前评估脓疱型银屑病的严重程度仍没有公认的方法，通常根据斑块状银屑病的评估工具进行调整，在既定评分系统中增加脓疱标准。局限性脓疱型银屑病常使用掌跖脓疱型银屑病PASI（PPPASI）评估。泛发性脓疱型银屑病常用泛发性脓疱型银屑病PASI（GPPASI）、泛发性脓疱型银屑病PGA（GPPGA）评估。

3. 红皮病型银屑病

目前暂无针对红皮病型银屑病严重程度的评分工具，临床研究中的评估方法同寻常型斑块状银屑病，根据PASI、BSA或PGA评分等进行评估。

4. 关节病型银屑病

通常采用综合评估方法来评估PsA的疾病活动度。常用美国风湿病学会（ACR）疗效指标和标准评估外周关节炎的疗效，根据患者是否达到ACR20、50、70进行判断。PsA疾病活动指数（DAPSA）是最常用的PsA特异性评估工具，临床DAPSA（cDAPSA）则是基于DAPSA的改良方法。PsA疾病活动度评分（PASDAS）是一种多维度评估PsA疾病活动度和（或）治疗反应性的方法。此外，还需要根据PsA的影像学检查结果综合评估。

四、辅助检查

（一）病理检查

表现为角化过度、角化不全，在早期皮损中角质层内或角质层下可见由中性粒细胞构成的Munro微脓肿。颗粒层变薄或消失，棘层增厚，表皮突延长，其末端常较宽，可与邻近的表皮嵴相结合。表皮内一般无海绵形成，但在真皮乳头顶部的棘层可见显著的细胞间水肿。真皮乳头上延成杵状，其顶端棘层变薄，该处常无颗粒层细胞。真皮上部有轻度到中度炎症细胞浸润。真皮乳头部血管扭曲扩张，管壁轻度增厚，血管周围可见组织细胞、淋巴细胞、中性粒细胞。

（二）影像学或皮肤影像学检查

1. 皮肤镜

可见红色背景上均匀分布的点状血管，并可见白色鳞屑。不同的放大倍数下可见不同的血管模式，如发卡状血管、环状血管或球状血管（倍数较低时，多见点状血管；倍数较高时，发卡状、球状血管多见）。其中发卡状血管和环状血管是银屑病皮损的特异性血管。因真皮乳头上方棘层变薄，当皮肤镜与扩张血管存在夹角时，即表现为发卡状血管或环状血管，角度垂直时，表现为点状或球状血管[31]。

2. 皮肤共聚焦显微镜（RCM）

角化过度、角化不全表现为角质层内折光不均匀的颗粒，颗粒分布较均匀。Munro微脓肿表现为角质层分叶核炎症细胞浸润，动态扫描时具有闪烁感或流动感，该结构对银屑病的诊断具有较高的特异性及敏感性。角化不全、Munro微脓肿是银屑病的客观诊断指征。银屑病样增生表现为紧挨的环形表皮突包绕真皮乳头，大小较均一，分布较密集，真皮乳头内毛细血管扭曲扩张，血管数目增多（1个视野内至少2个真皮乳头均可见2个以上血管才有诊断意义）。银屑病样增生、真皮乳头部血管扭曲扩张易受扫描深度和操作者主观因素的影响[32]。

3. 皮肤B超

银屑病斑块皮损的高频超声检测图像显示出3层结构：①对应角质层局部角化过度和角化不全的高回声带；②对应延长的表皮突和真皮乳头水肿

改变的低回声带；③对应真皮网状层改变的高回声带。银屑病的严重程度与表皮突和真皮乳头水肿改变的低回声带相关。银屑病皮损高频超声检测图像无显著特异性，暂不作为银屑病的直接诊断标准及分期手段，临床上主要用于疗效评价[33]。

4. 关节病型银屑病相关检查

X线、超声和MRI广泛用于PsA的影像学评估，不同成像技术各有其优势和局限性。PsA的影像学表现缺乏特异性，与强直性脊柱炎、类风湿关节炎（RA）等炎性关节病存在交叉，因此需要结合临床和实验室指标进行鉴别诊断。PsA的影像学检查需要根据发病阶段和关节部位选择不同的检查方法，早期PsA以骨髓水肿和附着点炎、腱鞘炎、滑膜炎、滑囊炎、软组织水肿为主要表现，进展期或残毁型PsA以骨质侵蚀、骨赘、骨桥形成或韧带钙化、关节畸形为主要表现。脊柱关节病型建议选择MRI进行骶髂关节和脊柱检查；外周关节炎型可选择X线、超声和（或）MRI检查；超声和MRI更有助于附着点炎、指（趾）炎等炎症性病变的发现和评估[34]。

（1）X线片：①手足关节病变。远端指间和近端指间关节的间隙狭窄；关节边缘骨侵蚀形成"鼠耳"征，软骨下骨被广泛侵蚀破坏，导致关节间隙增宽。指骨末端可变得尖锐，形成"笔尖-笔帽"征，也可以出现远端指骨骨质溶解、吸收，患者常伴随严重的甲病变。患者远端趾骨常受累，伴骨硬化、附着点炎、骨膜炎和软组织肿胀，严重者发生关节脱位；跟腱附着点的跟骨侵蚀和骨质增生形成不规则骨刺。②其他外周关节病变。患者肩、肘、膝和踝关节受累常不对称，软骨损害普遍存在，伴邻近骨侵蚀和骨增生改变；在肩袖、喙锁韧带、髌韧带、坐骨结节和股骨粗隆附着处可见骨刺形成。③中轴病变。主要表现为不对称的骶髂关节炎，软骨下骨发生硬化、骨质破坏，最终导致关节间隙狭窄和关节内骨性强直。骶骨和髂骨之间可发生韧带骨化，以及非边缘性和不对称的韧带骨赘、椎旁骨化。骨性增生可表现为椎旁骨化、韧带骨赘或骶髂关节强直。颈椎受累常表现为椎间关节和椎间盘间隙变窄、后纵韧带钙化、寰枢关节半脱位及齿状突侵蚀。

（2）关节B超：PsA骨骼肌肉病变起始部位，即附着点，位置表浅而容易被高频超声探测，因此超声检查能够较早发现病变。主要影像特征包括：附着点增厚、低回声改变；能量多普勒超声显示血流增多、腱鞘炎、骨侵蚀或骨赘形成等。超声还应用于监测滑膜炎的治疗改变。

（3）MRI：在分辨软组织方面具有优势，可以显示PsA骨髓水肿和骨质侵蚀、附着点炎、指（趾）炎、滑膜炎、腱鞘炎，以及关节周围的软组织水肿。

五、诊断及鉴别诊断

（一）诊断

诊断主要依据患者皮疹特点，同时还需结合病史资料，包括发病情况、演变及消长规律、伴随症状、治疗反应等。既往史和家族史也具有重要的参考价值，必要时还须借助影像学或皮肤影像学检查辅助检查帮助确诊，皮肤组织病理表现对于银屑病的确诊有重要的诊断价值。

（二）鉴别诊断

斑块状银屑病表现不典型时需与特应性皮炎、慢性苔藓样糠疹、扁平苔藓、玫瑰糠疹、毛发红糠疹、二期梅毒、蕈样肉芽肿等疾病相鉴别。

头皮和面部受累者需注意与脂溢性皮炎、头癣相鉴别；指（趾）甲受累者需与甲真菌病、甲扁平苔藓等相鉴别；生殖器部位银屑病需要与性传播疾病相鉴别。

局限性脓疱型银屑病需与湿疹、手足癣、掌跖角化病等疾病相鉴别；泛发性脓疱型银屑病则应注意与急性泛发性发疹性脓疱病、角层下脓疱性皮肤病、IgA天疱疮、赖特综合征（Reiter病）、婴儿肢端脓疱病、药物反应等相鉴别。

关节病型银屑病需与RA、强直性脊柱炎、赖特综合征、骨关节炎等相鉴别，是否有银屑病皮肤表现或银屑病既往史和家族史是重要的鉴别诊断依据。少数病例关节炎表现发生在皮损出现之前，诊断困难。

红皮病型银屑病需与其他原因的红皮病相鉴别，主要鉴别依据包括银屑病病史或家族史、发病诱因、伴随的皮疹等临床表现、治疗反应等。

六、治疗

（一）治疗原则

（1）规范：强调使用目前皮肤科学界公认的治疗药物和方法。

（2）安全：各种治疗方法均应以确保患者的安全为首要原则，不能为追求近期疗效而忽略严重不良反应发生的可能。

（3）个体化：在选择治疗方案时，要全面考虑银屑病患者的病情、需求、耐受性、经济承受能力、既往治疗史及药物的不良反应等，综合制订合理的治疗方案。

（二）一般治疗

控制及稳定病情，减缓发展进程，减轻红斑、鳞屑、斑块增厚等皮损加重及瘙痒等症状。尽量避免复发及诱发加重的因素，减少治疗的近期与远期不良反应。控制与银屑病相关的并发症，提高患者生活质量。

本病治疗只能达到近期疗效，不能防止复发，因此与患者沟通并对患者病情进行评估是治疗过程中的重要环节[35]。

（三）药物治疗

1. 外用药物治疗

外用药物适用于绝大多数银屑病患者，并且是首选治疗方法。治疗时需根据皮损的特点和患者的需求选择不同剂型的外用药物[36]。

（1）**润肤剂**：通过增加药物渗透性，提高局部外用糖皮质激素的疗效，为局部外用药物治疗的基础用药。对于急性期、进行期寻常型和红皮病型银屑病，润肤剂可作为治疗的基础外用制剂。

（2）**维生素D_3衍生物**：主要通过抑制表皮增殖，促进角质分化和免疫调节发挥作用，适用于静止期斑块状银屑病。与糖皮质激素相比，该类药物作用持续时间更长[37]。维生素D_3衍生物与糖皮质激素联合、交替使用，可增强疗效，减少不良反应[38]。

（3）**维A酸类**：可用于BSA＜20%、躯干和四肢部位的静止期斑块状银屑病。临床常用的维A酸类药他扎罗汀具有较好的疗效。维A酸类药最好与外用糖皮质激素联合使用，可以减少刺激，增强疗效。维A酸类联合紫外线（UV）B光疗时，可提高疗效，并减少光疗的剂量。他扎罗汀常见的不良反应是刺激性皮炎和光敏感[39]。

（4）**糖皮质激素**：外用糖皮质激素的疗效与糖皮质激素的活性、浓度、剂型等有关[40]。通常使用超强效糖皮质激素的时限在2~4周，原则上，在取得明显疗效后应逐渐减量，不主张长期连续使用。一般红皮病型和脓疱型银屑病宜选用弱效或中效糖皮质激素；寻常型银屑病可选用中效或强效糖皮质激素；对于面部、腋窝、阴囊等部位及儿童可选用中低效非氟化糖皮质激素；掌跖银屑病可用超强效或强效糖皮质激素。外用糖皮质激素可采用间歇、联合、轮换和序贯的治疗策略，以避免长期或持续外用引起的不良反应，如皮肤萎缩、毛细血管扩张、萎缩纹、紫癜、多毛等。使用强效糖皮质激素可能会导致白内障、青光眼等并发症，弱效糖皮质激素致眼部并发症尚未见报道[40]。

（5）**外用复方制剂**：为了减少使用单方制剂对皮肤产生的不良反应，并提高治疗效能，根据药物的不同作用机制，研制了治疗银屑病的外用复方制剂，目前临床常用的有他扎罗汀倍他米松软膏、复方丙酸氯倍他索软膏（维A酸加丙酸氯倍他索）、卡泊三醇倍他米松软膏等复方制剂。复方制剂提高了临床治疗效能，使用更为方便，患者更易接受。该类制剂在银屑病治疗中的有效性及安全性已被证实。

（6）**钙调磷酸酶抑制剂**：可用于治疗面部和反向银屑病。他克莫司或吡美莫司可作为银屑病面部皮损的首选治疗药物。该类药物可与糖皮质激素联合或序贯外用，发挥协同效应，且能减轻糖皮质激素所致的皮肤萎缩。

（7）**角质促成剂**：常用药物有2%～5%煤焦油或糠馏油、5%～10%黑豆馏油、3%水杨酸、3%～5%硫黄、0.1%～0.5%地蒽酚、5%鱼石脂。煤焦油软膏可与UVB光疗联合使用，其对寻常型银屑病的疗效远优于单用煤焦油软膏或单用UVB光疗。

（8）**角质松解剂**：5%～10%水杨酸、10%硫黄、20%尿素、5%～10%乳酸、0.1%维A酸等均具有角质松解作用，适用于慢性斑块状银屑病。联合用药时，水杨酸的角质松解作用通常可增加其他外用药物的渗透性。角质松解剂治疗银屑病除常规外涂，还可封包及联合其他药物使用。

（9）**地蒽酚**：为强还原剂，它可夺取组织氧以避免表皮细胞利用，抑制有丝分裂，减少脱氧核糖核酸（DNA）的合成，抑制细胞增殖，适用于治疗肥厚、苔藓化的斑块状银屑病。该药安全、经济，无全身不良反应，但对皮肤有一定的刺激作用，尤其是对皱褶部位。此外，它可使皮肤着色，易污染衣物。

（10）**抗人IL-8单克隆抗体（单抗）乳膏**：是一种外用生物制剂，可中和IL-8的活性，抑制白细胞向炎症部位的真皮和表皮趋化，减轻皮损内炎症反应，每日2次，疗程8～12周，对点滴状及斑块状银屑病有一定疗效，且不良反应较轻。

（11）**本维莫德乳膏**：为芳香烃受体调节剂类药物，可调节淋巴细胞酪氨酸激酶和芳香烃受体活性，抑制银屑病中炎症性细胞因子的产生、炎症细胞的浸润、角质形成细胞的异常角色化增生和血管形成与增生等病理变化。每日2次，疗程不超过12周，每日最大使用剂量不超过6 g，治疗面积不应超过体表面积的10%，患处皮肤涂布后严禁日光照射，在自然光照下也需注意采取避光措施。不可用于头面部、口周及眼睑部、腹股沟、肛门、生殖器等部位。

（12）**PDE-4抑制剂**：磷酸二酯酶-4（PDE-4）可将其底物环腺苷酸（cAMP）降解为单磷酸腺苷（AMP），从而介导促炎介质的产生，在银屑病的发病机制中起到了非常重要的作用。PDE-4抑制剂可以通过阻断cAMP的降解，达到抑制银屑病炎症发生的效果。美国食品药品监督管理局（FDA）已批准罗氟司特乳膏（Zoryve™）用于治疗成人和青少年（12岁及以上）患者的斑块状银屑病。罗氟司特是一种选择性非甾体类PDE-4抑制剂，每日外用1次，使用时间无限制；同时药性比较温和，不含激素，患者耐受性良好，未发现对皮肤有刺激性或导致皮肤疼痛或变薄，可连续、长期使用，并可用于面部、腋下、乳房下方、腹股沟或臀部等特殊部位。

（13）**JAK抑制剂**：可选择性抑制JAK激酶，阻断JAK/STAT通路，抑制细胞增殖、分化、凋亡及免疫调节等多种重要的生物学过程，从而抑制银屑病的发生、发展。目前JAK抑制剂外用剂型治疗银屑病尚处于临床研究阶段。

外用药物之间的相互作用及稳定性是临床联合治疗是否有效的前提条件，如维生素D_3衍生物不宜和水杨酸或乳酸制剂混合外用，因水杨酸或乳酸制剂可改变药物的pH值而使疗效降低。

2. 系统治疗

（1）**甲氨蝶呤**：具有抗炎、抗增殖和免疫调节作用，是目前治疗银屑病最有效的传统药物之一。甲氨蝶呤大部分经肾代谢，60%～90%以原形排出，15%通过胆汁排泄。肾功能受损或同时使用可降低肾排泄率药物的患者应尽量避免使用甲氨蝶呤，若必须使用，需减少剂量以减轻不良反应。

甲氨蝶呤对各型银屑病均显示较好的疗效[41]，尤其适用于中、重度斑块状银屑病、关节病型银屑病、红皮病型银屑病、泛发性脓疱型银屑病，以及严重影响功能（如累及手掌和足跟）的银屑病。同时甲氨蝶呤可治疗严重的银屑病甲及周围型关节病型银屑病，在光疗和传统系统治疗无效或治疗不便时尤为适用。

·单药治疗：甲氨蝶呤的临床疗效与剂量相关，推荐起始剂量为每周2.5～7.5 mg，可单次口服或分3次口服（每12 h服药1次，每周连续服药3次），每2～4周增加2.5 mg，逐渐增加剂量到每周15～25 mg。皮下注射、肌内注射或静脉注射甲氨蝶呤，均可增加生物利用度，减轻胃肠道不良反应[42]。推荐使用达到最佳疗效的最低剂量，病情控制后至少维持1～2个月再逐渐减量，每4周减2.5 mg，直到减至最小维持量。

·联合治疗：甲氨蝶呤作为常用的传统系统治疗药物，可以跟多种药物联用，如阿维A、生物制剂等系统用药，以及联用光疗、外用药物治疗等。考虑与环孢素联用可增加感染风险等，较少建议其与环孢素联用。

·不良反应及处理方法：甲氨蝶呤不良反应通常与药物剂量和用法相关，常见骨髓抑制和肝毒性，其他不良反应包括干咳、恶心、发热、呼吸困难、发绀、口炎（口腔症状）等。累积剂量＞5.0 g的患者可引起肝纤维化和肝硬化，发生率高达25%，饮酒、肥胖、肝炎和糖尿病可增加肝毒性风险。若出现不良反应，应减少药物剂量或停用药物，并定期随访肝、肾功能。

（2）**环孢素**：环孢素治疗银屑病的作用机制是调节T细胞亚群比例，抑制活性T细胞增殖，阻止其生成IL-2，并抑制角质形成细胞DNA的合成与增殖。环孢素可减少表皮和真皮内淋巴细胞和巨噬细胞的数量，并且抑制自然杀伤细胞、T细胞和抗原呈递细胞的活性。环孢素也可以抑制角质形成细胞的分泌和增殖，抑制肥大细胞介质（组胺和前列腺素）的释放，并且抑制真皮毛细血管内膜细胞黏附分子的表达[43]。环孢素对各类型银屑病都有效，推荐用于治疗严重及采用其他疗法后失败的中、重度银屑病患者。对于儿童和青少年，环孢素只能在严重病例和其他药物治疗无效的情况下慎重使用[44]。

使用环孢素控制病情后应逐渐减量以避免病情反弹。环孢素连续使用最多不超过2年。诱导阶段的推荐剂量为3.5 mg/（kg·d），治疗4周，后每2周增加0.5 mg/（kg·d），直至达到最大剂量5 mg/（kg·d）。剂量超过5 mg/（kg·d）时可以获得较好的疗效，但不良反应也相应增加。如果患者服用可以耐受的最大剂量超过6周后仍未获得满意的疗效则必须停药。症状控制后每2周减量0.5～1 mg/（kg·d），直到减至最低有效剂量维持治疗。环孢素停药后病情易反复，常在2周至2个月内恢复到治疗前的程度，故应长期服用小剂量以维持治疗，维持剂量为0.5～3.5 mg/（kg·d）[45]。

- 间歇短程疗法：短期口服环孢素（12～16周）至银屑病症状明显改善后停止用药。如果银屑病症状复发，可再使用有效剂量治疗。停药后若皮损复发，PASI评分较治疗前减少50%，可以重新使用环孢素。慢性斑块状银屑病建议使用周末疗法，即每个周末给予环孢素5 mg/（kg·d），周一至周五不用药，连续治疗24周，可明显推迟初次复发的时间，对于轻、中度患者疗效较好。

- 救援疗法：对于一些重度银屑病患者短期使用环孢素治疗，发挥治疗作用后，接着用其他药物替代治疗。这种疗法作为"救援"或"桥接"治疗，是不同维持治疗开始之前的过渡治疗，主要用于红皮病型银屑病、泛发性脓疱型银屑病。环孢素救援疗法可联合使用甲氨蝶呤和生物制剂，避免替代药物发挥作用前病情恶化。

- 持续性长程疗法：使用环孢素治疗银屑病，临床症状明显好转或基本治愈后，继续以最低剂量维持疗效。推荐维持治疗剂量是0.5～3.5 mg/（kg·d），使用最小有效剂量以达到临床症状的明显改善。

·交替疗法：为了减少环孢素持续用药时间和可能的不良反应，推荐交替使用其他的系统药物治疗（如阿维A、延胡索酸酯、甲氨蝶呤、霉酚酸酯）。该疗法主要用于危重、难治病例，如红皮病型银屑病、泛发性脓疱型银屑病等。其优点在于疗程短、起效快、疗效明显、不良反应小，并保持了机体对其他治疗反应的敏感性。

·联合疗法：对于重症银屑病，环孢素可与甲氨蝶呤、富马酸酯（fumaricacid esters）、吗替麦考酚酯（mycophenolate mofetil）等联合应用，但环孢素及其他药物的剂量应减少，以使不良反应降到最低，不主张与维A酸类药物联合应用。环孢素也可联合局部治疗，如外用糖皮质激素制剂、地蒽酚、维生素D_3衍生物（卡泊三醇），以增强疗效。

·不良反应及处理方法：环孢素不良反应包括肝毒性、肾毒性、胃肠道反应、高血压、感染、多毛、齿龈增生等。环孢素用药前检查包括血压、血常规、尿常规、尿妊娠试验、肝功能、肾功能、血脂、电解质、血尿酸，排除感染、皮肤肿瘤、慢性丙型肝炎（丙肝）、恶性肿瘤、结核。若出现不良反应，应减少药物剂量或停用药物，并定期随访。

（3）维A酸类：目前常用的主要是阿维A。阿维A的抗银屑病机制是通过调控角蛋白基因表达来影响银屑病的异常角化过程，调控细胞分化与增殖，抗炎，抑制角质形成和抑制中性粒细胞趋化。通过下调细胞周期，减慢增殖速度。促进角质形成细胞的终末分化，减小角质层的厚度，减少表皮层与真皮层的炎症反应[46]，减轻红斑，使斑块厚度减小。口服阿维A生物利用度为20%～90%，摄入脂肪丰富的食物可增强其生物利用度。阿维A广泛适用于各种类型的银屑病，如斑块状银屑病、脓疱型银屑病。阿维A也是脓疱型银屑病的一线用药，尤其是掌跖脓疱型，可用于持续性长程、交替、序贯疗法。然而，阿维A不适用于治疗银屑病关节炎[47]。

绝对禁忌证：妊娠妇女、哺乳期妇女、近期有妊娠计划的妇女或停药2年内无足够可靠避孕措施的患者、对阿维A或其任何成分过敏者、肝肾功能损害者、酒精中毒者、献血者。

相对禁忌证：育龄期妇女、血脂异常且控制不佳者、同时接受四环素治疗者、轻度肝肾功能不全（调整剂量）者、药物相互作用（增加毒性）者、伴随器官毒性药物（增加毒性）者、活动性感染（需评估阿维A毒性加重感染的可能性）者、代谢综合征者、依从性差或不符合适应证要求的患者、儿童或老年患者、酒精滥用者、由病毒感染或药物引起的肝炎者、糖尿病者、佩戴隐形眼镜者、有胰腺炎病史者、高脂血症（特别是高甘油三酯血症）或已使用药物控制高脂血症者。这些患者在服用阿维A期间应严密评估其风险效益比。

- 单药治疗：最佳剂量为25 mg/d和50 mg/d，高剂量（50～75 mg/d）的临床疗效更高，但常出现不良反应，导致需要减少剂量或停止治疗。联合治疗时，建议剂量低于25 mg/d。大多数维持治疗的剂量为25 mg/d和50 mg/d。目前初始治疗高剂量［0.75～1 mg/（kg·d）］推荐用于治疗脓疱型银屑病。

- 联合疗法：在联合治疗中，两种或两种以上的药物可产生协同或互补作用，可降低每种药物的使用剂量，减轻不良反应。阿维A常与局部治疗、中药、其他系统用药及光疗联合应用。近年来发现，阿维A与生物制剂联用可增强疗效并减少不良反应。

- 交替疗法和序贯疗法：当患者从一种药物交替到另一种药物以减少药物积累及不良反应时，常采用阿维A交替疗法。为了避免长期治疗带来的免疫抑制和药物累及器官的特异性毒性，序贯疗法已成为一种银屑病的长期治疗方法。对于慢性斑块状银屑病，可用维A酸-光化学疗法方案（re-PUVA）。另一种序贯疗法则是维A酸-长波紫外线（re-UVA）联合治疗。

- 间歇疗法：阿维A治疗突然中断并不会产生反弹效应导致皮损复发，这意味着阿维A治疗无论是作为单药治疗还是联合治疗，都可以随时停药，适用于间歇疗法。

·不良反应及处理方法：阿维A的不良反应比较常见，可以通过筛选患者、控制剂量及严密监测来达到不良反应的最小化。阿维A的不良反应与维生素A过量密切相关，这些不良反应通常是很轻微的，并可逆转、自愈，极少有不良反应严重到需要终止治疗。不良反应与剂量相关，剂量越高，发生频率越高。阿维A治疗须在第4周与第8周复查肝功能，在第8周和第16周行血常规检查，第4周和第16周复查血脂。育龄期妇女需每月进行妊娠试验，治疗结束后女性至少避孕2年，且在1年内禁止献血。

（4）硫唑嘌呤：嘌呤类似物，体内约90%在硫氢基的作用下转变成6-硫基嘌呤，其余10%随尿液排出体外。转化后约50%的6-硫基嘌呤会在24 h内代谢掉，但其治疗作用在血药浓度降低后仍能维持很长时间。6-硫基嘌呤是次黄嘌呤的拮抗剂，可以阻止DNA复制，通过影响细胞分化来发挥细胞毒性免疫抑制作用，其在体内转化过程较慢，一般数周至数月才能见效[48]。该药适用于关节病型银屑病。肝功能损伤者禁用，孕妇慎用。须在饭后以足量水吞服。一般起始剂量为1～3 mg/（kg·d），在持续治疗期间，可根据临床反应和血液系统的耐受情况在此范围内作相应调整。当治疗效果明显时，药量可减至能保持疗效的最低剂量作为维持剂量。如果连续用药3个月病情无改善，应停药[48]。其毒性反应与6-硫基嘌呤相似，剂量大及用药时间长时可见骨髓抑制，出现粒细胞减少，甚至再生障碍性贫血，一般在用药6～10 d后出现；也可有中毒性肝炎、胰腺炎、脱发、黏膜溃疡、腹膜出血、视网膜出血、肺水肿，以及厌食、恶心、口腔炎等；还可能增加细菌、病毒和真菌感染的易感性；可能致畸胎；此外，还可诱发肿瘤。肾功能不全的患者应适当减量。药物过量时一般采用对症处理，严重者可考虑透析排出。别嘌醇、奥昔嘌醇或6-硫基嘌呤可抑制硫唑嘌呤代谢，增加硫唑嘌呤的疗效和毒性，故使用这些药物时应将硫唑嘌呤的剂量减少3/4。

为了减少硫唑嘌呤潜在的不良反应，使用硫唑嘌呤之前可进行基因检测评估患者对药物的代谢能力，特别是与硫代硫酸盐转移酶（TPMT）和核苷二磷酸联糖基转移酶3（NUDT15）相关的基因变异。检测以上基因有助于预测患者对硫唑嘌呤的耐受性，并指导个体化的剂量调整。用药期间不可自行停药或更改剂量，由于不良反应在服药后的3个月内最容易出现，因此前3个月更需密切监测血常规，肝、肾功能等。尽量避免大剂量服用，避免与生物制剂联用，联用可增加感染、骨髓抑制和肿瘤的发生风险。

（5）来氟米特：来氟米特治疗银屑病的作用机制尚不清楚。口服后其在肠黏膜或血浆中迅速转化成活性代谢产物特立氟胺（A771726），可逆性抑制二氢乳酸脱氢酶活性，阻断嘧啶核苷酸合成，抑制细胞内核酸的合成，阻止细胞进入细胞周期S期，发挥抗增生作用。另外，对嘧啶核苷酸合成的抑制也能影响B淋巴细胞或T淋巴细胞的增殖，阻断CD43介导的T淋巴细胞的聚集，降低局部IL-2的产生，并通过抑制IL-2与T淋巴细胞的应答，抑制T细胞内蛋白的酪氨酸磷酸化，影响活化T细胞增殖，从而发挥免疫抑制作用[49]。同时，特立氟胺还可以通过阻断TNF-α活性基因的转录来降低核因子κB依赖基因的转录，来氟米特能减少接受异体骨髓干细胞移植小鼠外周血$CD4^+CD25^+T$调节性T细胞。本品为适用于关节病型银屑病治疗的二线药物。初始剂量为50 mg/d，3 d后减至20 mg/d。病情缓解后，可减至10 mg/d。

禁忌证：对来氟米特过敏者；患有糖尿病、高血压、冠心病、消化性溃疡病，以及肝、肾等系统性疾病者；免疫缺陷、未控制的感染、骨髓发育不良患者；妊娠或哺乳期妇女，或半年内计划妊娠者及不避孕的绝经前女性；酗酒者。

不良反应主要有瘙痒、剂量依赖性皮炎、可逆性脱发和氨基转移酶升高及胃肠道不良反应（最常见的有厌食、腹痛、腹泻、呕吐、胃炎及胃肠炎）；有血常规改变的报道；也有发生间质性肺炎、肺纤维化和肝衰竭，严重者致死的报道。

尚未有儿童的疗效和安全性资料，建议年龄小于18岁者禁用。有肺部疾病、吸烟等危险因素患者慎用。治疗6个月内每月定期检测血常规及丙氨酸转氨酶（ALT），当ALT升高到正常值的2倍时应立即停药，用药后每6~8周复查1次。部分患者还会出现斑秃和肝损伤，肝损伤一般出现在服药初期（6个月内）。本品与甲氨蝶呤或其他免疫抑制剂联用，可导致患者全血细胞减少、粒细胞减少或血小板减少。另外，同时服用利福平能提高体内特立氟胺水平，该代谢物有致畸作用，男女双方只要有一方服用此药物，双方均需充分避孕。

（6）吗替麦考酚酯：能特异性地抑制淋巴细胞嘌呤合成途径中次黄嘌呤核苷酸脱氢酸的活性，具有强大的抑制淋巴细胞增殖的作用，可通过抑制淋巴细胞表面黏附分子的形成发挥免疫抑制作用，减少淋巴细胞在慢性炎症部位的聚集。本品适用于中、重度寻常型斑块状银屑病，以及红皮病型、脓疱型、关节病型银屑病[50]。肝肾功能检查明显异常［ALT、天冬氨酸转氨酶（AST）或肌酐数值达到正常值的2倍］、患严重感染性疾病、有未治疗的恶性肿瘤、贫血、白细胞减少（$<3\times10^9$/L）和血小板减少（$<100\times10^9$/L）、吗替麦考酚酯过敏者及妊娠或哺乳期妇女禁用。一般推荐剂量口服为0.5~1.0 g，每日2次；或0.5 g，每日4次。起始量可逐渐加量以增加患者的耐受性，可每月增加0.25 g/d，最大剂量为4 g/d。可根据患者具体情况，逐渐减少剂量，进入维持期治疗，维持剂量为每日0.5 g，每日2次。

不良反应包括胃肠道反应、感染造血障碍等，还可增加淋巴瘤和其他恶性肿瘤（特别是皮肤癌）发生的风险。用药前应检测血常规、尿常规、肝功能、肾功能及进行妊娠试验。用药第1个月，每周监测全血细胞计数；第2个月，每2周监测1次；之后可每月监测1次。

吗替麦考酚酯和硫唑嘌呤避免同时使用，两者都可能引起骨髓抑制。氟喹诺酮类、大环内酯类、青霉素、磺胺类抗生素、利福平等可抑制肠肝循环，从而降低吗替麦考酚酯的血浆浓度，丙磺舒等可升高吗替麦考酚酯的血浆浓度。用药期间不应接种减毒活疫苗。

（7）**糖皮质激素**：应用糖皮质激素治疗寻常型银屑病可能导致其恶化为红皮病型或泛发性脓疱型银屑病，一般不系统应用糖皮质激素治疗银屑病，只有皮肤科专科医生认为绝对必要时，方可在严格监控下酌情使用[51]。本品适用于难以控制的红皮病型银屑病、其他药物无效或禁忌的泛发性脓疱型银屑病、急性多发性关节病型银屑病，以及可造成严重关节损害者。一般应用中等剂量糖皮质激素，如泼尼松1.0 mg/（kg·d）口服，逐渐减量。

使用时监测血糖、血压、电解质等。常见不良反应包括急性肾上腺功能不全、假性脑瘤伴视神经乳头水肿、下丘脑-垂体-肾上腺轴（HPA轴）抑制、体液和电解质紊乱、感染、消化道溃疡、骨质疏松、肌病、行为异常、库欣综合征。

（8）**抗生素**：临床研究显示，上呼吸道链球菌感染能诱发和加重银屑病，特别是急性点滴状银屑病、儿童银屑病，通过控制感染，可以达到治疗银屑病的目的。早期使用抗生素治疗具有一定的疗效[52]。

·**青霉素**：适用于急性点滴状银屑病的皮损改善。对于咽部培养阳性或抗链球菌溶血素O（ASO）阳性的患者，青霉素的治疗效果更好。对青霉素或其他青霉素类药过敏者禁用。常规青霉素V 250 mg，每6 h口服1次，治疗4周；静脉滴注640万～800万U/d，10～15 d为1个疗程。短期应用抗生素对于慢性斑块状银屑病无效[53]。

·**大环内酯类抗生素**：体内外研究均发现，大环内酯类抗生素具有抗炎和免疫调节作用，可以抑制IL-6、IL-8及TNF-α的作用，其机制可能是通过抑制NF-κB或活化蛋白-1而实现。阿奇霉素可以抑制咪喹莫特诱导银屑病小鼠树突细胞CD40和CD80的表达，减少皮损中树突细胞、CD4[+]和CD8[+]T细胞及Th17细胞的数量，并且可以减少TNF-α、IL-10、IL-12p40、IL-12p70、IL-23p19、IL-17A、IL-17F、IL-22及IL-23的分泌，适用于各种类型的银屑病。儿童慎用，孕产妇禁用，对红霉素及其他大环内酯类过敏的患者禁用。禁止与特非那定、麦角胺合用，以免引起心脏不良反应。此外大环内酯类抗生素可抑制阿司咪唑、卡马西平、西沙必利、西地那非、苯妥英、三唑仑、茶碱、丙戊酸等通过P450酶代谢的药物，尤其是静脉给药时。肝功能损害患者如有指征应用时，需适当减量并定期复查肝功能。服用大环内酯类抗生素后胃肠道反应明显，禁空腹服用；易引起局部刺激，不宜静脉注射。常规口服阿奇霉素胶囊或静脉滴注阿奇霉素注射液500 mg/d，疗程1周；口服红霉素1 g/d，每日2次，疗程1周[54]。

·利福平：具有一定的免疫抑制作用，可以抑制T淋巴细胞功能。利福平治疗银屑病的机制可能是其对T淋巴细胞的抑制作用。对各种类型的银屑病都有效，但应当用于治疗严重的银屑病和各种疗法失败、皮损炎症反应重的寻常型银屑病。

最为多见的不良反应为消化道反应，可出现厌食、恶心、呕吐、上腹部不适、腹泻等胃肠道反应，发生率为1.7%～4.0%，但均能耐受。肝毒性发生率约为1%。在疗程最初数周内，大多为无症状的血清氨基转移酶一过性升高，少数患者可出现肝肿大和黄疸，可自行恢复，在衰老、酗酒、营养不良、原有肝病或其他因素造成肝功能异常者中较易发生。剂量间歇疗法后偶可出现"流感样综合征"，发生频率与剂量多少及间歇时间有明显关系。偶可发生急性溶血、肾功能衰竭、白细胞减少、凝血酶原时间缩短、头痛、眩晕或视力障碍等。大小便、唾液、痰液、泪液等可呈橘红色。治疗剂量为25 mg/kg，早晨空腹口服，治疗10～15 d。对利福平或利福霉素类抗菌药过敏者，肝功能严重不全、胆道阻塞者和3个月以内孕妇禁用[55]。

（9）中医中药：治疗银屑病的常用中药或中成药包括雷公藤片、雷公藤多苷片、消银胶囊、复方青黛丸（胶囊）、紫丹银屑胶囊、火把花根片等，应根据临床症状和体征，进行辨证施治，但尚缺乏循证医学证据，用药时也应注意其毒副作用。

（10）**小分子靶向药物**。

· PDE-4抑制剂：阿普米司特是一种PDE-4抑制剂，通过抑制PDE-4的活性，减少促炎性细胞因子的产生，从而发挥抗炎作用。目前获批用于治疗符合接受光疗或系统治疗指征的中度至重度斑块状银屑病成人患者。腹泻、恶心、上呼吸道感染、鼻咽炎和头痛是最常见的不良反应，大多发生在阿普米司特治疗的最初几周内，大多数的不良反应为轻度至重度，总体安全性良好。

· JAK抑制剂：随着对JAK/STAT通路在各类自身免疫疾病中作用机制的研究加深，JAK抑制剂作为最新类型的自身免疫靶向药物，目前逐渐在用于治疗RA，PsA，中、重度斑块状银屑病方面获得上市批准。JAK抑制剂通过阻断JAK/STAT通路，抑制细胞增殖、分化、凋亡及免疫调节等多种重要的生物学过程，从而抑制银屑病的发生、发展。乌帕替尼已在我国获批治疗银屑病关节炎，适用于使用一种或多种改善病情抗风湿药（DMARDs）后疗效不佳或对其不耐受的活动性银屑病关节炎成人患者。TYK2抑制剂氘可来昔替尼已获FDA批准用于治疗斑块状银屑病，在日本还额外获批用于治疗脓疱型银屑病和红皮病型银屑病。此类药物毒副作用包括严重感染、恶性肿瘤、血栓、重大心血管不良事件等。临床使用JAK抑制剂时应做好相关预防措施并密切监测各项指标。FDA和欧洲药品管理局（EMA）建议，只有在无合适治疗选择情况下，才将JAK抑制剂用于以下患者——65岁及以上的患者、心血管问题（如心脏病发作或卒中）风险增加的患者、过去吸烟或者长期吸烟的患者，以及癌症风险增加的患者。对于有肺栓塞和静脉血栓栓塞的患者，应谨慎使用JAK抑制剂；对于可能有静脉血栓栓塞、癌症或主要心血管风险的患者群体，应减少剂量。

（11）**生物制剂**：近年来银屑病的生物治疗取得了较大的进展，一系列针对特异性靶点的生物制剂及小分子药物相继被研制出来，并显示出良好的疗效和安全性。目前国内已被批准用于银屑病临床治疗的生物制剂主要包括依那西普（etanercept）、英夫利西单抗（infliximab）、阿达木单抗（adalimumab）、乌司奴单抗（ustekinumab），以及司库奇尤单抗（secukinumab）、依奇珠单抗（ixekizumab）、古塞奇尤单抗（guselkumab）、佩索利单抗（spesolimab）等。值得注意的是，生物制剂在临床应用的时间尚短，其长期的疗效及安全性仍需进一步观察。

Ⅰ.肿瘤坏死因子-α抑制剂

·依那西普：是一种重组全人源可溶性TNF-α受体蛋白，由人类TNF-α受体p75胞外段的二聚体与IgG1的Fc段连接而成，能竞争性地与血中TNF-α结合，阻断它和细胞表面TNF-α受体结合，降低其活性。

推荐用法：皮下注射25 mg，每周2次，或50 mg，每周1次。国外报道儿童和青少年（4~17岁）用药剂量为每周0.8 mg/kg。国内多项随机对照试验显示，治疗12周PASI 75应答率在41%~76%。欧洲银屑病指南（2015）推荐其与传统系统性药物（如甲氨蝶呤和阿维A）联合使用，以增强疗效。

·英夫利西单抗：是由鼠源性IgG的Fab段与人源性IgG的Fc段嵌合形成的TNF-α的单克隆抗体，能与可溶性及跨膜的TNF-α分子结合，阻断其与细胞表面的TNF-α受体结合，使TNF-α丧失生物学活性。

推荐用法：静脉给药5 mg/kg，分别在第0、第2、第6周给药，此后每8周给药1次。一般于给药2周后即可出现疗效，通常于第10周时达到最佳疗效。国外大规模多中心研究表明，治疗10周后，75.5%~80%的患者可获得PASI 75改善，并且1年内持续治疗较间断治疗可维持更佳的疗效。国内的Ⅲ期临床数据显示，接受英夫利西单抗5 mg/kg治疗10周后，81%的患者可达到PASI 75的疗效[56]。英夫利西单抗常见的药物不良反应主要包括输液反应、上呼吸道感染等。少见的不良反应包括严重感染［如结核、乙型肝炎（乙肝）病毒再激活、败血症］、恶性肿瘤（如肝脾T细胞淋巴瘤）、血清病、系统性红斑狼疮（狼疮样综合征）、脱髓鞘性疾病、充血性心力衰竭等。

·阿达木单抗：是一种全人源抗TNF-α的IgG1单克隆抗体，可特异性地与可溶性及跨膜的TNF-α分子结合，阻断TNF-α的生物学活性。与英夫利西单抗相比，阿达木单抗免疫原性低，刺激机体产生中和性抗体的能力较弱。

推荐用法：起始剂量为80 mg，皮下注射；第2周40 mg；以后每2周40 mg。治疗2周后即出现疗效，一般于12~16周达到最佳疗效。国内的Ⅲ期临床试验结果显示，在12周时77.8%的患者达到PASI 75的疗效。国外一项为期52周的Ⅲ期临床试验显示，在治疗16周时，71%的患者（814例）达到PASI 75的改善，而随后的开放性研究表明，对于初始达到PASI 75应答的患者，采用阿达木单抗治疗3年，其疗效可稳定维持[57]。阿达木单抗常见的不良反应为上呼吸道感染、鼻咽炎、注射部位反应（红斑瘙痒、出血、疼痛）、头痛和骨骼肌肉疼痛。此外，少见的严重不良反应包括严重感染（如结核）、乙肝复发、多种恶性肿瘤（如淋巴瘤），以及神经和血液系统反应、狼疮样综合征等。

Ⅱ.白介素抑制剂类

·乌司奴单抗：是IL-12和IL-23的共同亚单位p40的全人源单克隆IgG1抗体，可阻断p40与T淋巴细胞、自然杀伤细胞及抗原呈递细胞表面IL-12Rβ1受体结合，从而阻断幼稚T淋巴细胞向Th1及Th17分化。2009年FDA批准该药用于治疗中、重度斑块状银屑病。

推荐用法：第0周和第4周45 mg（体重≤100 kg）或90 mg（体重>100 kg）皮下注射，此后每12周重复用药1次；若疗效欠佳，可增加用药剂量或者每8周用药1次。国内Ⅲ期临床试验结果表明，治疗12周后，82.5%的患者可达到PASI 75的疗效。国外临床研究报告，采用乌司奴单抗45 mg或90 mg治疗12周时，分别有67.1%和66.4%的患者达到PASI 75，且维持每12周治疗1次，疗效可维持至少1年[58]。乌司奴单抗具有良好的长期安全性和耐受性，少数患者可能会出现注射部位红斑、瘙痒和刺激反应，感染、恶性肿瘤、心血管事件及血液系统改变也见于报告。

· 司库奇尤单抗：是一种全人源单克隆抗IL-17A细胞因子IgG1抗体，可在不影响机体其他免疫功能的基础上抑制IL-17A激活角质形成细胞与产生炎症反应，具有高度选择性。2015年，美国和欧盟批准该药应用治疗中、重度斑块状银屑病。

推荐用法：第0、第1、第2、第3、第4周300 mg皮下注射，之后每月1次300 mg维持剂量，部分患者剂量达150 mg即可获得满意疗效。常见的不良反应有鼻咽炎、头痛、腹泻和上呼吸道感染。特殊的不良反应包括皮肤或黏膜的念珠菌感染、中性粒细胞减少[59]。

· 依奇珠单抗：是另外一种靶向中和IL-17A的人源化IgG4单克隆抗体，同样可高度选择性抑制IL-17A激活角质形成细胞与产生炎症反应。依奇珠单抗于2016年获FDA批准，用于治疗适合全身治疗的中度至重度斑块状银屑病成人患者。

推荐用法：在第0周皮下注射160 mg（80 mg注射2次），之后分别在第2、第4、第6、第8、第10和第12周各注射80 mg（注射1次），然后维持剂量为80 mg（注射1次），每4周1次。众多随机双盲对照的全球Ⅲ期临床试验证实了依奇珠单抗的有效性，包括在与依那西普的头对头临床试验（UNCOVER-2 & UNCOVER-3）和与乌司奴单抗头对头临床试验（IXORA-S）中，依奇珠单抗均显示出了更强的皮损全面清除（包括PASI 100）能力，且起效速度更快。整体不良反应与同类IL-17抑制剂相似[60]。

· 古塞奇尤单抗：是全人源IgG1 λ单克隆抗体，可与IL-23 p19亚基选择性结合。2017年7月，古塞奇尤单抗获FDA批准，用于治疗适合系统疗法（注射或口服治疗）或光疗（紫外线治疗）中度至重度斑块银屑病成人患者。2019年12月，古塞奇尤单抗（商品名：特诺雅）获得我国国家药品监督管理局（NMPA）批准，用于适合系统性治疗的中、重度斑块状银屑病成人患者。

推荐用法：第0周和第4周注射100 mg后，以每8周1次，每次100 mg的剂量维持治疗，可单药使用，也可与常规的抗风湿病药物或DMARDs（例如甲氨蝶呤）联合使用。发表在《柳叶刀》上的研究结果表明，使用古塞奇尤单抗进行治疗可以改善患者的症状，包括银屑病的皮肤表现、HAQ-DI（健康评估问卷残疾指数），缓解患者的软组织疼痛及手指、脚趾的炎症，同时还可以改善疲劳[61]。

· 替瑞奇珠单抗：是一种人源化的IgG1 κ单抗，可选择性与IL-23 p19亚基结合，并抑制其与IL-23受体的相互作用，从而抑制银屑病相关促炎性细胞因子和趋化因子的释放。2023年5月，替瑞奇珠单抗注射液获得NMPA正式批准上市，用于适合系统性治疗的中、重度斑块状银屑病成人患者。

推荐用法：第0周和第4周注射100 mg后，以每12周1次，每次100 mg的剂量维持治疗。中国Ⅲ期临床试验扩展性研究结果显示，主要疗效评估指标PASI 75应答率随治疗时间的推移持续上升，治疗28周可达到高水平应答，第52周PASI 75应答率维持在91.5%，且替瑞奇珠单抗长期应用的耐受性良好。

· 佩索利单抗：是一种人源化拮抗性单克隆IgG1抗体，可与IL-36R结合并阻断人体IL-36 α、IL-36 β和IL-36 γ诱导的IL-36R活化，从而抑制炎症性皮肤病中的促炎和促纤维化通路，其减少IL-36R活化及治疗GPP发作的确切机制尚不明确。2022年9月，FDA批准佩索利单抗（商品名：SPEVIGO）上市，用于治疗GPP。

推荐用法：900 mg单次静脉输注给药，持续90 min，如GPP发作症状持续，可在首次给药后1周再给予1次900 mg静脉输注给药（持续90 min）。最常见的不良反应为感染。

Ⅲ.生物制剂与其他治疗方法的联合应用

生物制剂对大部分银屑病患者疗效显著，但仍有少数患者使用效果不佳，需要联合其他治疗方法。

- 联合外用药物：生物制剂单药治疗并不总能完全清除患者皮损，联合外用药物可以在治疗初期、治疗过程中、治疗后复发时加速清除皮损。生物制剂可联合外用糖皮质激素、外用钙调磷酸酶抑制剂、维生素D_3衍生物等，有助于提高疗效、缩短生物制剂应答时间。

- 联合紫外线光疗：生物制剂联合光疗治疗中、重度银屑病的疗效优于单一疗法，且总体显现出良好的耐受性，短期安全性数据良好。但生物制剂联合紫外线光疗的长期安全性，尤其是皮肤癌发生风险尚未证实，故不推荐将生物制剂与光疗联合疗法作为常规的长期治疗方案。

- 联合传统系统药物：生物制剂联合传统系统药物（如甲氨蝶呤或阿维A）治疗可以提高疗效，优化风险效益，降低免疫原性，有利于疾病的长期管理。生物制剂特别是TNF-α抑制剂和甲氨蝶呤（每周5～15 mg）联合治疗目前被广泛使用。鉴于环孢素增加感染及恶性肿瘤不良事件的发生风险，一般不推荐生物制剂与环孢素的联合疗法。

- 不同生物制剂的联合应用：目前对两种生物制剂联合治疗银屑病疗法的有效性和安全性尚缺乏系统性评价，仅少数病例报告或病例系列分析报道了不同生物制剂联合治疗难治性银屑病。由于不同生物制剂联合使用理论上可能增加潜在严重感染或恶性肿瘤的风险，因此不推荐将生物制剂的联合疗法作为银屑病的常规治疗选择。

（四）物理治疗

1. 光疗

指长波紫外线联合补骨脂素治疗银屑病。临床用于银屑病治疗的紫外线为窄谱UVB（NB-UVB）、PUVA，以及新发展的308 nm准分子激光和308 nm准分子光。

（1）NB-UVB：波长311～313 nm，是目前治疗银屑病的主要光疗法。疗效优于宽谱UVB（BB-UVB），与PUVA的早期阶段相同，缓解期不如

PUVA，但安全性优于PUVA。NB-UVB可单独使用，亦可与其他外用制剂或内用药联合应用。

适用于中、重度寻常型银屑病（包括点滴状、斑块状），关节病型银屑病。红皮病型和脓疱型银屑病患者慎用。初始剂量以0.5～0.7最小红斑量（MED）照射，也可根据患者的皮肤类型、治疗经验确定初始剂量，如Ⅲ型、Ⅳ型皮肤（Fitzpatrick皮肤分型）的初始剂量为0.13～0.3 J/cm^2。每周治疗3次，隔日1次。根据照射后的反应，递增前次剂量的10%～20%或固定剂量（0.05 J/cm^{2}或0.1 J/cm^2）。治疗后如无明显红斑，可递增治疗；出现轻度红斑，维持原剂量照射；出现中、重度红斑，待红斑消退，可继续治疗，但是照射剂量需减前次剂量的10%～20%；出现痛性红斑或水疱，应暂停治疗，并作对症处理。治疗20次左右，总有效率可达80%左右。皮疹消退超过80%时，可以减少至每周2次，维持1个月；每周1次，维持1个月；每2周1次，维持2次以上，剂量视患者接受照射后的反应和耐受情况减少15%～25%。总治疗时间需要4个月或更长。

NB-UVB的不良反应主要有皮肤瘙痒、干燥、红斑、疼痛等。每次照射后使用外用润肤剂可预防皮肤干燥及瘙痒的发生，如已出现皮肤干燥或瘙痒，涂抹润肤剂也可以缓解症状。照射剂量过大时可出现红斑、水肿，对症处理即可。出现水疱时，可酌情考虑口服糖皮质激素治疗。长期不良反应主要为光老化，至今为止尚无足够的证据表明NB-UVB会增加人皮肤肿瘤的发生风险。

（2）PUVA：UVA很少单独用于治疗银屑病，多采用PUVA。适用于中、重度寻常型银屑病，局限性斑块状银屑病（宜外用补骨脂+UVA），其他治疗无效或因不良反应较大不能继续治疗的红皮病型、脓疱型银屑病，单纯UVB照射疗效不满意或对UVB高度敏感者。

目前常用的光敏剂有甲氧沙林（8-MOP），给药途径有3种：①口服，0.6～0.8 mg/kg，UVA照射前2 h开始服用；②水浴，0.4 mg/L，37 ℃浸泡

20 min后照光；③局部外用，涂抹0.1%～0.2% 8-MOP乙醇溶液0.5～1 h后照射UVA，外用光敏剂时切勿涂在正常皮肤上，以免引起光毒反应。

治疗前根据患者的皮肤类型或最小光毒剂量（MPD），以0.75 MPD为初始剂量，每周3次。观察上次治疗反应，如无红斑，增加0.25～0.5 MPD；有红斑，但已消退，予以维持治疗；有红斑，且持续不退，则暂停治疗，直至红斑消退后再予以治疗。皮损控制之后开始减量，每周1次维持1个月，隔周1次维持2个月，最后每月1次进行维持治疗。如患者在12～20 d内未接受光疗，再次光疗时剂量应递减25%以防止皮肤灼伤或出现光毒性反应；如果患者21～27 d内未接受光疗，剂量应递减50%；如果光疗暂停28 d以上，应采用初始剂量重新治疗。维持时间取决于疾病严重程度、皮肤类型和患者个人对治疗的要求等。通常PUVA治疗需要6个月以上，治疗慢性、严重的银屑病可持续1年。80%以上患者治疗20～30次后即可缓解，6～12个月内可能复发，如坚持每周1次至每2周1次的维持治疗可控制复发。若正在服用光敏感药物如阿维A，建议初始剂量减少25%。

绝对禁忌证：红斑狼疮、皮肌炎、妊娠、恶性黑素瘤及易发生皮肤肿瘤的各种皮肤病患者。

相对禁忌证：年龄小于12岁的患者、癌前病变者、有砷治疗及放射治疗史者、使用免疫抑制剂者、卟啉病者、白内障者、肝功能不全者等。

（3）308 nm准分子激光：为光斑输出，仅能作用于皮损部位，因而治疗更具专一性。适合BSA<10%的局限性斑块状银屑病；对其他治疗方法不适合的皱褶部位，如腋窝、乳房下、腹股沟、会阴部等，也可考虑用此法治疗。初始剂量一般为3 MED，踝部等区域为2 MED，厚斑块区域为4 MED，每周治疗1～2次。如原剂量无明显反应，递增1 MED，直至出现反应；如出现红斑反应，原剂量维持治疗；如出现水疱，则减1 MED，水疱部位暂停1次；皮损变薄或出现色素沉着，开始减量，每次递减1 MED。主要不良反应为局部皮肤红斑、色素沉着及皮肤瘙痒。如照射剂量过高，治疗

局部可出现红斑、水疱等。

（4）308 nm准分子光：适应证、治疗方法、不良反应同308 nm准分子激光。

2. 光疗联合疗法

NB-UVB是目前临床治疗寻常型银屑病的一线疗法，应用最为广泛，如果单用NB-UVB照射疗效欠佳者，临床上常通过联合系统或局部药物来增强疗效，缩短病程，减少NB-UVB的累积量。

（1）NB-UVB联合系统药物。

· 维A酸类：研究发现，小剂量维A酸+NB-UVB比大剂量单一维A酸治疗效果更好，维A酸使增厚的角质层变薄，利于NB-UVB穿透，从而减少照射累积量，两者间有很好的协同作用。

常用2种方法：①在NB-UVB照射前，先口服维A酸类药物［0.5～1 mg/（kg·d）］治疗1～2周；②小剂量维A酸（10～25 mg/d）+NB-UVB照射。两种治疗方法疗效相似，但后者需要注意维A酸所致的延迟光敏反应，应在加用小剂量维A酸类药物5～10 d后，降低NB-UVB的照射剂量，如无异常反应，再逐渐增加至常规剂量。

· 甲氨蝶呤：甲氨蝶呤与NB-UVB联合应用未见明显不良反应，不仅能增强甲氨蝶呤的疗效，还能减少UVB的累积量。

常用3种方法：①甲氨蝶呤控制炎症后开始NB-UVB照射；②在NB-UVB照射初期，短期口服甲氨蝶呤；③对NB-UVB治疗反应较差者，加用甲氨蝶呤，增强疗效，类似于维A酸，达到疗效后，停用甲氨蝶呤，单用NB-UVB维持治疗。由于甲氨蝶呤有光敏作用，治疗后48～72 h应避免接受光疗，常用的方法是周五口服甲氨蝶呤，周一、周三、周五行NB-UVB照射。

· 生物制剂：近年来银屑病的生物治疗取得了较大进展，尤其是对中、重度银屑病有明显的疗效。对于一些重度银屑病且常规治疗疗效欠佳的患者，可考虑生物制剂联合NB-UVB照射。

（2）NB-UVB联合局部药物。

· 维生素D_3衍生物：卡泊三醇和NB-UVB联合治疗不仅可以提高疗效，而且减少了紫外线的累积量。在联合治疗时，卡泊三醇应在照射后外用。

· 维A酸类：维A酸类药物与NB-UVB联合治疗安全有效，可增强疗效，减少NB-UVB累积量。各种浓度的他扎罗汀均可降低紫外线的红斑阈值。因会引起局部刺激症状，面部、眼周、外阴及皮肤皱褶部位应避免使用。

· 糖皮质激素：在NB-UVB照射后使用糖皮质激素，不仅可以提高疗效，还可以减少光疗累积量，减少糖皮质激素的用量及不良反应。

· 煤焦油：经典的Goeckerman疗法是指在焦油水浴后照射UVB，再外用焦油制剂，此疗法中，不同的焦油浓度、涂药次数、保留时间产生的疗效并无明显差异，有效率可达95%左右。

· 地蒽酚：地蒽酚与紫外线联合治疗在临床中应用较多的是Ingram疗法，即煤焦油水浴后照射UVB，再外用0.4%地蒽酚软膏，此法也能提高疗效。对角质层特别厚的患者，可以将地蒽酚和3%水杨酸混合，停留30～60 min，顽固的皮损可以用高浓度封包，增强疗效，并减少UVB剂量。

· 中药药浴：中药药浴联合照射UVB，可显著增强治疗效果，而且不会增加患者的肝脏负担，安全有效。

3. 洗浴疗法

（1）**温泉浴**：利用含有矿物质的温泉水，通过全身或局部浸浴、擦浴及淋浴等方式，使机体接受温泉水温度、压力、化学成分等各种理化因素的刺激，从而达到治疗银屑病的目的。

（2）**日光浴**：包括全身和局部日光浴。全身日光浴时要不断翻转身体，使全身各部分充分接受日光照射；局部日光浴则用布单遮挡某些部位进行。

（3）**海水浴**：指在天然海水中浸泡、冲洗。若配合日光浴或沙浴，对银屑病康复可起到很好的辅助作用。

（4）**沙浴**：即以沙子作为媒介，通过沙子的温热刺激与沙子重量对人体表皮产生压力性机械作用来达到治疗银屑病的一种自然疗法。沙浴既可在自然沙滩进行，也可在室内人造沙滩上实施。根据部位可分为全身和局部沙浴。严重器质性病变患者、经期或孕期妇女、老弱幼者、急性炎症者、有出血倾向者均不宜沙浴。

（五）其他治疗

1. 药物帽封包治疗头皮银屑病

药物帽封包疗法是指采用药物帽对头皮银屑病顽固性皮损患处表面进行封闭式包裹，从而达到治疗目的的一种疗法。银屑病顽固性皮损通过药物帽封包，可形成相对封闭的水合微系统，增加局部皮肤湿度，促进皮肤对药物的吸收；防止药物挥发，增加药物湿度，提高药物效果；还可防止涂敷的药物污染环境。药物帽封包取材方便、使用简单，能够显著提高外用药物的疗效，在治疗很多难治性皮肤病方面具有独特疗效。

（1）**适应证**：适用于头皮银屑病肥厚皮损。

（2）**禁忌证**：急性皮炎、水疱、浸渍、渗出、糜烂性损害禁用，皮肤过敏者慎用。

（3）**操作要点**。

Ⅰ.术前准备

一般准备：对患者进行宣教，签署知情同意书。

操作人员：已授权护士根据操作规范进行操作。

器材准备：使用乙醇进行清洁消毒，外涂药物后戴上药物帽。

治疗部位准备：药物封包前应先清洁皮肤，以利于药物吸收。

Ⅱ.操作过程要点

根据皮损特点、药物性质及病情决定封包时间，一般15～20 min，最长不宜超过2 h；封包的松紧度应适宜，避免过紧影响血液循环；皮肤若出现红疹、瘙痒、水疱等过敏现象，立即停止，报告医生，予对症处理。

Ⅲ.操作后处置

操作后及时拆除药物帽，擦去多余药膏。

（4）**术后并发症及其防治**：①术后如出现封包部位红肿瘙痒，可能为药物过敏表现，对症处理即可；②术后如封包部位出现水疱和（或）大疱，可能为药物毒性反应，予抽疱、对症支持治疗。

（5）**注意事项**：①减少局部的剧烈运动，以免药物帽松散、脱落；②注意观察皮肤情况及患者主诉，如有不适，务必及时告知医生。

药物帽封包能够显著提高外用药物的疗效，在治疗银屑病顽固性皮损方面具有独特疗效，是一种具有较高临床应用价值的皮肤病治疗方法。

2. 滚针、微针、点阵激光药物导入治疗银屑病顽固性皮损

滚针、微针、点阵激光药物导入是指使用滚针、微针、点阵激光途径将药物经皮肤导入以增强疗效的方法。单纯外涂药膏使用便捷、患者接受度高，但由于皮肤的天然屏障作用，药物的吸收利用率低、疗效不佳。滚针、微针、点阵激光导入技术，能以较低的痛感打破角质层的屏障，产生几百个微米级的孔道，大大促进药物的渗透。但这项技术可引起皮肤疼痛、灼热、出血，处理不当可引起皮肤感染，所以操作过程中应确保操作的正确性和规范性。

（1）**适应证**：适用于普通外用药物（联合系统药物）治疗后无法消退的银屑病顽固性肥厚皮损。

（2）**禁忌证**：体形消瘦、溃疡、坏死、接触性传染病等患者禁用；严重心血管疾病，肝肾功能不全，有出血倾向疾病，感染性疾病，极度虚弱，皮肤水疱、破溃，治疗不配合（如醉酒、精神分裂症、抽搐）者，以及孕妇的腹部、腰骶部不宜进行治疗；空腹及饱食后、急性扭挫伤、骨折、皮肤出现肿胀破溃者不宜进行滚针；皮肤过敏者慎用。

（3）**操作要点**。

Ⅰ.术前准备

一般准备：①双人核对医嘱治疗单，确认治疗项目及治疗药物；核对医嘱治疗单与患者身份信息是否相符，验证两种或以上身份信息（姓名、身份证号码、电话号码、门诊号）。②签署知情同意书。③护士着装整洁，洗手，戴口罩。

操作人员：已授权护士根据操作规范进行操作。

器材准备：安尔碘、棉签、滚针、保鲜膜、手套、治疗巾、治疗药物，根据皮损厚度或部位选择合适用物——滚针或微针（微针需准备电动针柄）、无菌纱布（根据皮损大小选择）、注射用水。

治疗部位准备：患者排二便，取合适体位，暴露治疗部位，注意保暖；清洁操作部位，保护非治疗部位。

Ⅱ.操作过程要点

对患者及家属进行皮损内药物导入治疗相关知识的宣教，使其配合治疗；再次核对医嘱治疗单及治疗药物，确定治疗部位；清洁并消毒治疗部位。

利用指尖单位法涂擦药物并轻轻按摩至药物稍吸收；利用滚针或微针进行药物导入。

治疗完毕再次消毒治疗部位；用37 ℃左右注射用水湿润4～6层无菌纱布厚敷于治疗部位，再外用保鲜膜包裹2 h；告知皮损内药物导入治疗注意事项。

记录护理单：患者滚针、微针、点阵激光的客观情况、异常情况、处理措施及效果。

Ⅲ.操作后处置

再次清洁消毒,根据患者反应进行止痛、止血,交代予抗生素乳膏防止感染。

(4)术后并发症及其防治:①操作部位可能出现出血、疼痛等,予对症支持治疗;②若操作部位出现感染,予抗感染治疗。

(5)注意事项:①操作后减少局部的剧烈运动,以免出汗引起感染、刺激;②注意观察皮肤情况及患者主诉,如有不适,务必及时告知医生。

滚针、微针、点阵激光药物导入技术能以较低的痛感打破角质层的屏障,大大促进药物的渗透,在银屑病顽固性皮损中具有良好的应用价值。

3. 生物制剂(TNF-α抑制剂)局部治疗银屑病甲

80%~90%的银屑病患者伴有甲损害,而指甲银屑病是最具挑战性的治疗领域之一,现有局部及系统治疗起效慢,疗效欠佳,没有一致有效的治疗方案。TNF-α抑制剂局部治疗银屑病甲相比于系统治疗银屑病甲有较好的临床改善效果,起效快,不良反应多为注射部位红肿及疼痛,无肝、肾功能异常的发生。本规范对该操作流程进行总结,确保操作的正确性和规范性。

(1)适应证:适用于银屑病甲损害。

(2)禁忌证:浸渍、渗出、糜烂性损害及高血压控制不佳的患者。

(3)操作要点。

Ⅰ.术前准备

一般准备:核对医嘱及患者信息,包括患者精神、意识、心理状态、过敏史、配合度、有无禁忌证、治疗部位等,评估患者一般情况,对患者进行宣教,告知治疗目的及相关风险并让其签署知情同意书。

操作人员:已授权护士根据操作规范进行操作。

器材准备:安尔碘、棉签、手套、治疗巾、治疗药物、无菌纱布等。

治疗部位准备:患者平躺或坐位,使用乙醇对操作部位进行清洁消毒。

Ⅱ.操作过程要点

①严格三查八对，戴无菌手套按无菌操作配备药液，严格按医嘱配置药物，治疗前后严格消毒。②用物备齐，核对，对患者进行生物制剂局部治疗相关知识的宣教，以取得配合。③协助患者暴露注射部位，选择注射指甲的部位，皮肤消毒，待干。④核对患者信息，药物的种类、剂量、注射方法。⑤排尽注射器内空气，一手绷紧局部皮肤，一手持注射器针头斜面向上，与皮肤呈5°，刺入指甲周围皮肤，待针头斜面完全进入皮内，放平注射器。用紧绷皮肤的手固定针栓，注入药液，按照0.1 mL/cm^{2}药量注射，使局部皮肤泛白。⑥注入0.1 mL的药量后，迅速拔针。

Ⅲ.操作后处置

治疗结束后观察病情变化，注射针眼应压迫止血、无菌包扎，防止可能出现的感染。嘱患者注射后观察15 min，无头晕、疼痛难忍等不适方可离开。

注射后如局部出现红肿热痛或伴有全身发热应即刻就诊，一旦确定感染须积极治疗。如黏膜真菌感染较重，应停止局部使用糖皮质激素制剂，口服抗真菌药物，待感染控制后恢复治疗。

（4）**术后并发症及其防治**：注射后常见并发症为注射部位感染，其他并发症较少。

（5）**注意事项**：根据部位选择进针深度，1 cm^{2}用药0.1 mL。指导患者注射部位4 h忌沾水，观察注射部位有无红、肿、痛等感染情况，及时回院复查。

银屑病甲的治疗是一个漫长的过程，注射一次不能立即见效，由于指甲的生长比较缓慢，所以在治疗前需向患者做好充分的宣教，让患者有更大的信心坚持治疗。

4. 心理治疗

（1）**心理治疗的概念**：心理治疗是指用心理学方法，通过语言或非语言因素，对患者进行训练、教育和治疗，以减轻或消除其身体症状，改善其心理精神状态，使其适应家庭、社会和工作环境。

（2）**心理治疗的依据**：银屑病也是一种心身性疾病，心理因素在银屑病的诱发、发展及治疗中具有重要作用，对银屑病患者健康相关生存质量（health-related QoL，HRQoL）的影响与其对癌症、心力衰竭、糖尿病和抑郁症HRQoL的影响相当。多数银屑病患者常表现为焦虑、紧张、抑郁、自卑等心理，银屑病反复、迁延的特点致部分患者对治疗失去信心，进而中断治疗，引起焦虑、烦躁等心理反应，进一步加重病情。另外，银屑病本身是一种损容性疾病，易使患者产生自卑心理，严重影响患者的社会生活，甚至明显提高了银屑病患者的自杀率及死亡率。因此心理治疗也是银屑病治疗中不可或缺的一部分。

（3）**治疗方法**：主要分为以下4部分。①健康宣教。加深患者对于疾病本身的认识，指导患者规范、合理用药，加强与患者家属的沟通。②护理服务。优化医患关系，融入人文关怀，操作规范，协助患者服药、擦药。③特定心理行为干预。根据患者的具体情况进行针对性的心理疏导及行为干预，包括放松训练（心情放松法、腹式呼吸、音乐疗法及肌肉放松法）、集体心理干预及生物反馈疗法。④系统性心理行为干预。通过医护人员的语言、表情、姿势、行为及气质等来影响和改善患者的情绪，解除其顾虑和烦恼，从而增强战胜疾病的意志和信心，达到早日康复的目的。

七、银屑病的皮肤护理

银屑病的皮肤护理治疗是银屑病防治的重点。银屑病的"难治"在于其可复发，持之以恒的皮肤自我护理不仅能辅助治疗银屑病，更重要的是能通过保护皮肤屏障预防银屑病复发。银屑病皮肤护理主要包括：皮肤清洁、保湿、封包、湿包护理，光疗后皮肤护理及生物制剂治疗前后皮肤护理。

（一）皮肤清洁护理

皮肤污垢清除：指清除附着在皮肤表面的垢着物，主要是鳞屑。鳞屑既影响汗腺分泌，又因为其是各种病原体的"培养基"，在妨碍皮肤和黏膜发挥正常生理功能的同时活化天然免疫系统，导致银屑病迁延、反复。头皮银屑病除需要勤清洗、剪短发外，可先使用适合头皮的"糖皮质激素类搽剂"，一般1~2周改善明显，之后减少使用次数或停用，改用或联合使用非糖皮质激素类搽剂。

选择合适的清洁剂：一般选择清水洗浴或使用皮肤清洁剂，以降低皮肤干燥程度，促进皮肤水合作用。可选用既有保湿又有清洁作用的皮肤清洁剂。浸浴时使用浸浴添加剂后可以在皮肤上留下一层保护膜，提高保湿效果。

清洁方式：以沐浴为主，水温35~37 ℃为宜，时间不超过15 min，最佳频率是每日1次，如果皮肤脱屑严重，可增加洗澡频率。避免用力搓揉，禁止使用粗糙的毛巾、尼龙球和防止过度擦搓。

（二）皮肤保湿护理

浴后及光疗后即进行皮肤保湿护理。一般每日1次，对于特别干燥的皮肤可以每日2次。首选经过临床验证对银屑病有辅助治疗作用的产品，个人的舒适感及经济承受能力也是影响选择的重要因素。

（三）皮肤封包护理

在体表治疗区域对涂敷药物的患处表面进行封闭式包裹（皮肤屏障修护剂），可增加局部药物吸收，增强药物疗效。

(四) 皮肤湿包护理

采用纱布敷料、双层绷带或棉质衣裤覆盖于治疗区域，内层为湿性敷料，外层为干性敷料。干性外层可以减少湿性内层的水分蒸发，延长内层的保湿和镇静作用。

(五) 光疗后皮肤护理

光疗前应仔细了解患者目前的用药，包括中药及保健品，排查有无光敏感药物，光疗前不宜涂抹任何外用药或保湿剂，以使光疗发挥最大效应；光疗中做好对眼睛、面部等部位的防护，男性应保护生殖器；光疗后立即使用皮肤屏障修护剂，减轻紫外线对皮肤屏障的损伤。

(六) 生物制剂治疗前后皮肤护理

生物制剂是大分子量的蛋白质，大多数通过皮下注射，因此有可能引起注射部位反应，包括红斑、肿胀、瘀斑、瘙痒、疼痛等。在首次注射生物制剂前，应对患者进行相关健康教育，使用正确的消毒方法：用棉签蘸取2%碘酊，以注射点为中心向外螺旋式或旋转擦拭，直径在5 cm以上，待碘酊干后，用70%乙醇以同法脱碘2次，待干后方可注射或用0.5%碘伏以同法消毒后注射。注射前将药物置于室温下30～45 min，可将药物注入腹部或大腿等，更换注射部位，避免每次注入完全相同的位置，避免在肚脐周围1英寸（≈2.54 cm）内注射，避开皮损、硬结、瘢痕、妊娠纹、感染等敏感部位，注射后可酌情进行冷敷。对于英夫利西单抗及佩索利单抗等静脉注射药物，可出现轻度或中度输液相关反应，出现后即刻停止药物输注，并考虑予适当的药物治疗（如系统使用糖皮质激素或抗组胺药物）。在反应消退后，可以较慢的输液速度重新输注给药，并逐渐提高速率以完成输注。

八、预防

由于银屑病的病因未明，发病机制复杂，故目前尚无良好的预防方法。做好以下方面可以减少复发。

（一）预防感染

防止感染发生是银屑病的预防措施之一，因为感染是点滴状银屑病发病的重要原因，尤其是感冒等一些呼吸道疾病引发的感染都很有可能会导致银屑病的发生。

（二）预防过敏

在日常生活中不管是服用药物还是饮食上都应注意尽量避免接触过敏性的物质，以防止接触过敏原导致皮肤受到刺激引发银屑病。

（三）保持情绪稳定、正常作息及饮食

情绪不稳定也是导致银屑病发生的原因，情绪过于激动、熬夜等容易引起内分泌的紊乱，从而导致机体免疫力系统的紊乱，进而代谢紊乱导致银屑病的发生，因此建议平时尽量保持良好的情绪状态，在饮食上多吃蔬菜，以起到预防作用。

（四）避免服用诱发和加重银屑病的药物

避免服用β肾上腺素受体阻滞剂、锂盐、抗疟药、非甾体抗炎药（NSAIDs）、干扰素、血管紧张素转换酶抑制剂、钙通道阻滞剂、特比萘芬、四环素类抗生素及碘化物等。

第二章 CHAPTER

银屑病 慢病管理

一、银屑病慢病管理介绍

慢性疾病是一类起病隐匿、病程长且病情迁延不愈、病因复杂或尚未明确的疾病，主要包括糖尿病、高血压等[4]。从发病特点看，银屑病发作反复且尚无法根治，与高血压、糖尿病一样属于慢性病。但与其他慢性疾病相比，银屑病尚未建立完善的管理模式。因此，银屑病慢病管理模式的建立对银屑病的全面治疗和护理至关重要。

（一）银屑病慢病管理现状

近年来，中国的慢性病管理取得了一定的进展，但仍存在资源配置不合理，理论、标准及评价体系不足，重治疗、轻预防等问题[4,5]。国外银屑病慢病管理相对成熟，但并未形成广泛认可的管理模式。近年来，由于银屑病的治疗方法更新快、好转标准大幅度提高，银屑病慢病管理的相关指南变化也快。总体来看，国内外银屑病慢病管理尚处于探索阶段，主要集中在患者自我管理、共病管理及心理管理3个方面。患者自我管理的不足主要表现为药物依从性低、疾病认知匮乏和生活方式不良等[6]。研究表明，银屑病与代谢性疾病、心血管疾病、消化系统疾病等有着密切的关系[7,8]。银屑病的严重程度与代谢性疾病的发展正相关，因此除了治疗银屑病外，还应减少吸烟、饮酒等代谢性疾病的危险因素[9]。银屑病是心血管疾病的独立危险因素，银屑病患者应常规评估和筛查血压、血脂[10]。此外，可建立银屑病患者发生共病的风险预测模型，以在早期识别危险因素，构建银屑病共病评估及管理体系[11]。

（二）银屑病慢病管理模式的建立

银屑病慢病管理的目标是控制病情、防止复发、减少并发症、提高生活质量、降低医药费用。我院（下文均指南方医科大学皮肤病医院）经过多年的探索，参考了国内外慢病管理的各种模式，累积了丰富的经验，形成了完善的慢病管理模式。

1. **慢病门诊、病房和医护人员的组建**

在银屑病慢病管理模式的探索过程中，我院逐步建立了银屑病专病门诊、银屑病病房、生物制剂治疗中心及日间病房。在专病建设中强化临床路径和慢病管理，建立标准化诊室，以达到诊疗精准、高效和患者满意度高的目标。我院培训专科护士协助医生宣教、收集资料，协助患者检查和治疗，为患者提供就诊前、就诊后一站式服务随访，提高诊疗效率。生物制剂可单一或联合其他药物高效治疗银屑病，但由于种类繁杂，其应用缺乏规范的管理体系[12, 13]。为了进一步完善银屑病慢病管理模式，我院专门建立了生物制剂治疗中心和日间病房，系统管理患者的诊疗过程。银屑病诊疗中心的不断发展为我院银屑病慢病管理提供了主要的平台，提升了患者的就诊体验。

2. **慢病管理模式的构建**

我院慢病管理模式构建如图2-1所示。本模式基于我院门诊及病房，包括患者教育与自我管理、就诊管理、共病筛查与管理、患者信息管理等。

3. **开展院内、院外的患者教育**

患者教育是慢病综合管理的一个重要组成部分，有研究表明健康教育有利于加强患者对疾病的认知，让患者调整心理状态，提高自我管理能力，从而改善病情，提高生活质量[14]。银屑病的病因与发病机制非常复杂，但诱发和加重因素相对比较明确，如饮食、精神压力、生活习惯、感染等[15]。研究表明，低能量饮食及减肥可能有助于减轻银屑病的疾病严重程度，并提高患者的生活质量[2, 16]。因此，银屑病慢病管理应该以生活调节、饮食和运动指导、合理用药等一系列个体化指导为主要内容，坚持以预防为主，防治结合。我院设置了银屑病专病门诊、银屑病病房，专属医生咨询沟通和患

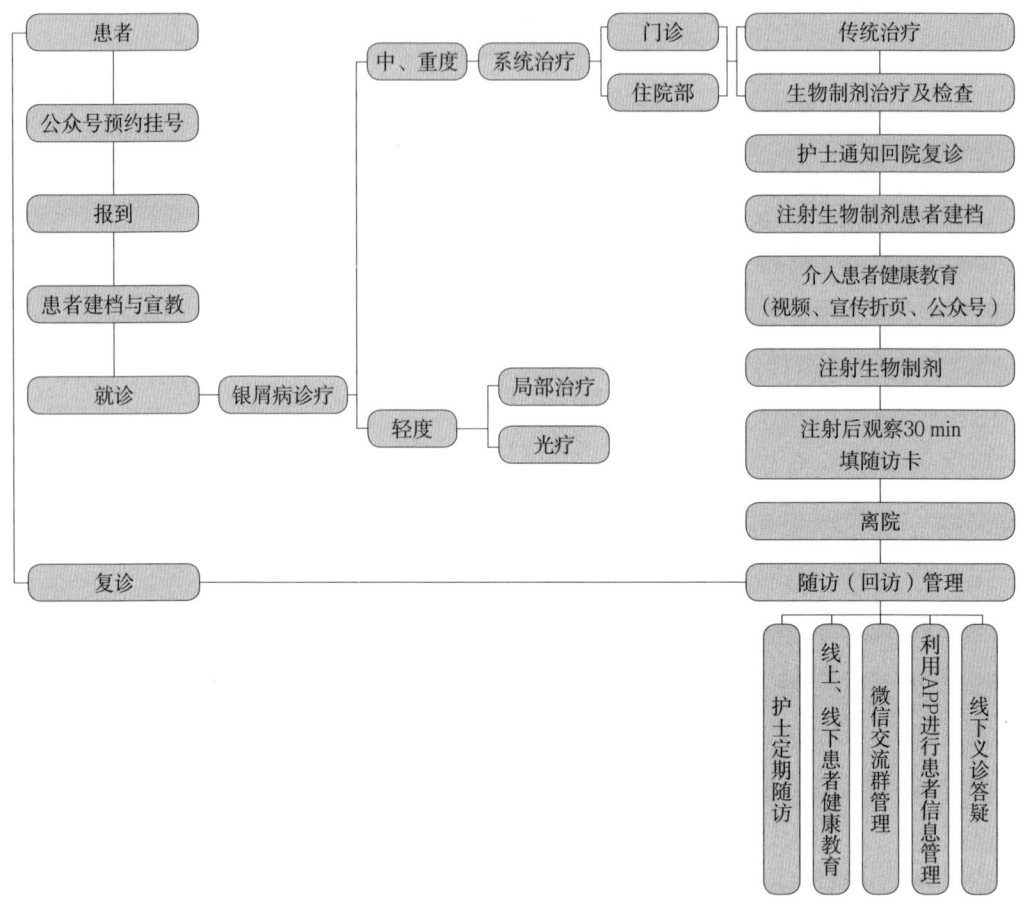

图2-1 银屑病慢病管理一站式服务流程图

者微信交流群,为健康宣教提供了良好的平台。我院还制作了宣传折页及视频,每月举办一次患者健康教育活动,开展世界银屑病日大型健康教育,建立银屑病专科联盟,进一步弥补了门诊和病房期间的宣教不足。健康教育能让患者了解并参与疾病的管理,提高患者的依从性和自我管理能力。

4. 研发慢病管理应用(APP),大数据分析协助慢病管理

研究发现,慢病管理可结合医疗大数据、智能软件以便评估病情、进行个体化治疗、随访等,提高患者的管理质量[17-19]。我院银屑病诊疗中心

运用信息技术自主研发银屑病慢病管理软件，用于记录患者的银屑病严重程度评分、用药史、辅助检查、既往史等资料，观察患者的病情变化和疗效，提高诊疗效率。诊疗后利用APP进行随访和复诊提醒，可提高患者的依从性，改变患者与医护人员、医疗机构的交流方式[18, 20]。银屑病专区护士为患者建立电子健康档案，收集病史、共患疾病、辅助检查等资料，集中管理并统计数据。医生可以通过现有数据评估患者病情，制订诊疗方案，便于诊疗后的管理（图2-2）。皮肤科医生可根据健康档案告知患者共患疾病的风险，由专科医生对其共患疾病进一步诊疗，随后皮肤科医生可利用数据收集和管理密切观察患者的共病情况，探究银屑病与共病之间的相互影响。利用大数据分析制订银屑病防治策略，并通过数据采集构建数据共享平台，以实现慢病管理各环节的有效衔接和多方协同。

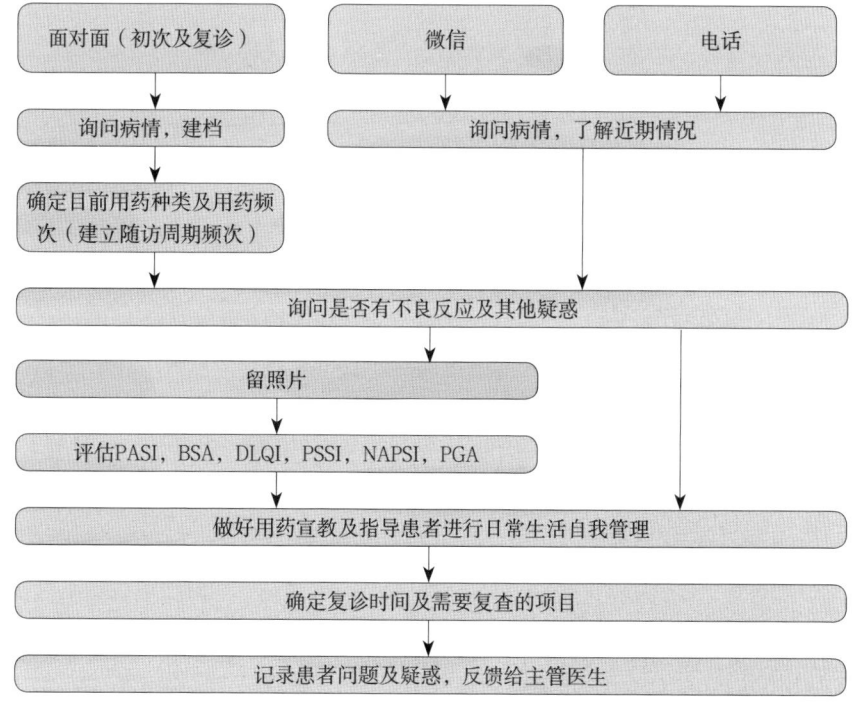

图2-2 银屑病患者随访流程

(三) 展望

目前，国内外均未建立起普遍认可的、高效的银屑病慢病管理模式。虽然银屑病病因不明且尚无根治方法，但诱发因素相对明确，在一定程度上可以预防。我们应建立以预防复发为重点的银屑病慢病管理模式，进一步规范银屑病的诊疗过程、提高诊疗效率，为患者提供一体化综合性管理。目前我院银屑病慢病管理的模式具有以下创新之处。

（1）通过一站式的慢病管理模式，减少患者的就诊时间，提高就诊效率，提高患者的慢病管理质量。

（2）利用自主研发的银屑病慢病管理软件，实现了分级分类管理，有利于制订个性化治疗方案，通过大数据分析为银屑病防治策略的制订提供有效的依据。

二、团队成员

南方医科大学皮肤病医院银屑病诊疗团队由皮肤科专科、风湿科、影像科、超声科医师，临床药师，专病护士，临床助理等共同组成。

三、门诊管理

（一）首诊患者就诊管理

首诊患者就诊过程具体如下（图2-3）。

1. 诊断

根据患者临床症状确定银屑病分型：寻常型银屑病、红皮病型银屑病、关节病型银屑病、脓疱型银屑病。

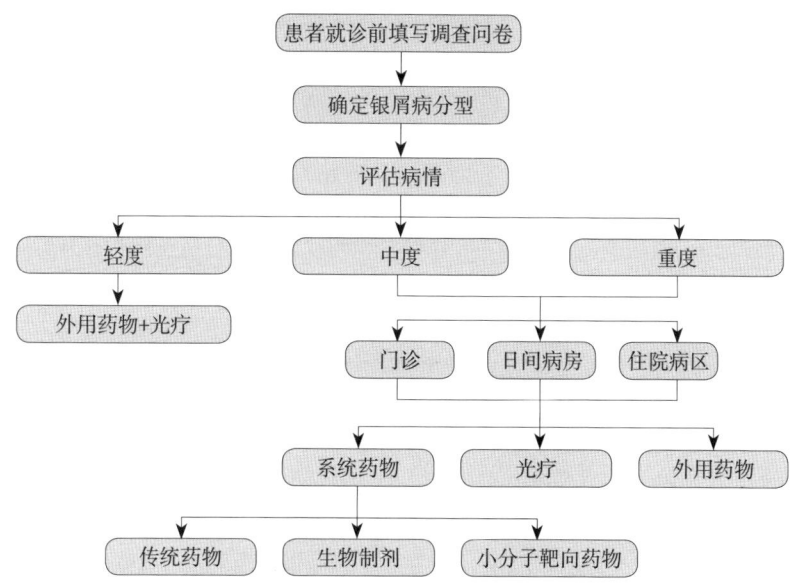

图2-3　首诊患者就诊流程图

2. **评估病情，制定治疗方案**

轻度：门诊治疗，外用药物+光疗。

中、重度：入院治疗（日间病房或普通病房），系统药物治疗+光疗+外用药物治疗。

3. **系统治疗**

传统药物治疗：阿维A、甲氨蝶呤、环孢素等。

生物制剂治疗：TNF-α抑制剂、IL-17A抑制剂、IL-12/23抑制剂、IL-23抑制剂、IL-36抑制剂等。

新型小分子靶向药物治疗：阿普米司特、乌帕替尼、氘可来昔替尼等。

系统治疗及用药前检查见表2-1。

表2-1 系统治疗及用药前检查

药物		用药前检查
传统药物	阿维A	血常规，肝肾功能，血脂，妊娠试验
	甲氨蝶呤	治疗前监测项目包括血、尿常规，肝、肾功能（ALT、AST、白蛋白、肌酐），肝纤维化Ⅲ型前胶原N端肽（procollagen 3 N-terminal peptide, P3NP），妊娠试验（育龄期女性），以及肝炎、结核和人类免疫缺陷病毒（HIV）感染指标等。用药期间应随访血常规，肝、肾功能和P3NP
	环孢素	血压，血、尿常规，尿妊娠试验，肝、肾功能，血脂，电解质，血尿酸。排除感染、皮肤肿瘤、丙肝、结核、其他系统的恶性肿瘤
	雷公藤片、复方青黛胶囊等	血常规，肝、肾功能，肝炎病毒
生物制剂		血常规，生化检查，感染相关检查（肝炎、结核等），抗核抗体（ANA）、双链DNA（dsDNA）等免疫指标，肿瘤指标，肺部影像学（X线或CT）检查
新型小分子靶向药物	阿普米司特	酌情检查肝、肾功能，重度肾功能损害者适量减量口服
	托法替布、乌帕替尼	血常规、生化检查、感染相关检查（肝炎、结核等）、肿瘤指标、肺部影像学（X线或CT）检查
	氘可来昔替尼	血常规、生化检查、感染相关检查（肝炎、结核等）、肿瘤指标、肺部影像学（X线或CT）检查

用传统药物系统治疗患者当天结果回报无异常后予开具处方。使用生物制剂、部分新型小分子靶向药物治疗患者全部结果回报（2～3个工作日）无异常后开具处方。

（二）复诊患者就诊管理

1. 复诊患者就诊流程（图2-4）

患者预约挂号→患者就诊→评估病情→评估治疗有效性。

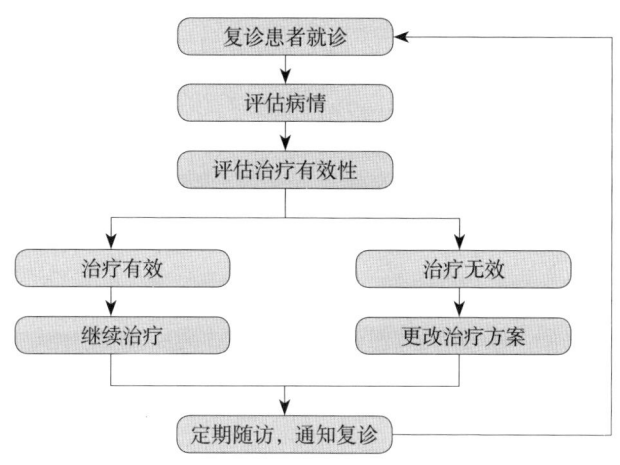

图2-4　复诊患者就诊流程图

治疗有效：继续当前治疗方案，个体调整药物。

复诊患者复查项目及时间见表2-2至表2-4。

表2-2　传统药物系统治疗后复查

药物	复查项目及时间
阿维A	每个月复查肝功能；每2个月检查1次血常规；服药后第1个月检查1次血脂，如无异常可在4个月后复查。服药前如血糖及肾功能正常，通常服药后不需要监测
甲氨蝶呤	血常规：用药（或加量）后一般第1个月每1~2周检查1次，之后每2~4周检查1次；稳定给药方案3个月后，每1~3个月检查1次，若出现异常则改为每2周检查1次 肝功能：用药（或加量）后一般2周内检查1次，之后每2~3个月检查1次；若出现异常则改为每2周检查1次

（续表）

药物	复查项目及时间
甲氨蝶呤	肾功能：用药（或加量）后一般2周内检查1次，之后每2～3个月检查1次，根据肾功能情况调整用量 P3NP：一般每3个月检查1次，若出现异常，应在1个月内复查
环孢素	定期复查血压、肌酐、肝功能、电解质、血尿酸、血脂。治疗后在第2、第4、第6周及此后每个月测量血压，治疗前2个月内每2周检测肾功能，如果肌酐升高超过正常上限30%，则应考虑减少剂量；如无改善则应停药
雷公藤片、复方青黛胶囊等	每个月复查血常规，肝、肾功能

表2-3 新型小分子靶向药物治疗后复查

药物		复查项目及时间
PDE-4抑制剂	阿普米司特	根据用药前检查异常值定期复查
JAK抑制剂	托法替布	血常规：治疗开始后4周和剂量增加后4周进行血细胞评估 肝、肾功能：每4周复查1次 血脂：治疗4周后评估血脂，之后根据高血脂临床指南进行管理 凝血功能、D-二聚体：每4周复查1次 病毒性肝炎：治疗期间每年复查1次HBV（乙型肝炎病毒）DNA 结核：每年复查1次
	乌帕替尼	
	氘可来昔替尼	

第二章 银屑病慢病管理

表2-4 生物制剂治疗后复查

检查项目	TNF-α抑制剂			IL-17A抑制剂		IL-12/23抑制剂	IL-23抑制剂
	依那西普	阿达木单抗	英夫利西单抗	司库奇尤单抗	依奇珠单抗	乌司奴单抗	古塞奇尤单抗
血常规，肝、肾功能	第4、第12周及此后每3个月1次		每次注射前	第4、第12周及此后每3~6个月监测1次			
乙肝、丙肝	肝功能异常或接触过高危人群的患者每3~6个月1次复查						
HIV血清学检测	根据具体情况决定是否需要复查						
ANA或dsDNA	治疗期间出现狼疮相关症状或体征的患者监测						
胸部X线或CT检查	TNF-α抑制剂每半年1次，其他生物制剂每年1次						
结核菌素纯蛋白衍化物（PPD）/结核感染T细胞斑点试验（T-SPOT）（二选一）	检测阴性者每半年1次，检测阳性者应专科随访			检测阴性者每年1次，检测阳性者应专科随访			
尿妊娠试验	仅育龄期女性，酌情不定期监测						

057

治疗无效：更改治疗方案。

2. 定期短信或微信随访，通知患者定时复诊

3. 异常检查（检验）结果通知复诊

四、病房管理

（一）普通病房住院流程

普通病房住院流程见图2-5。

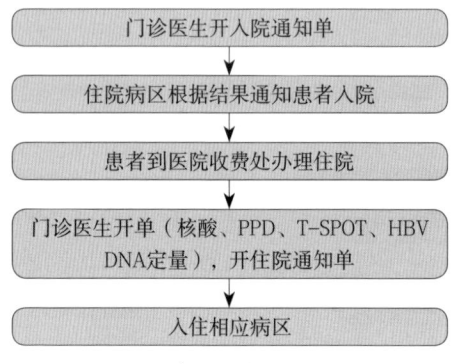

图2-5　普通病房住院流程图

（二）银屑病诊疗中心日间病房入/出院流程

银屑病诊疗中心日间病房入/出院流程见图2-6。

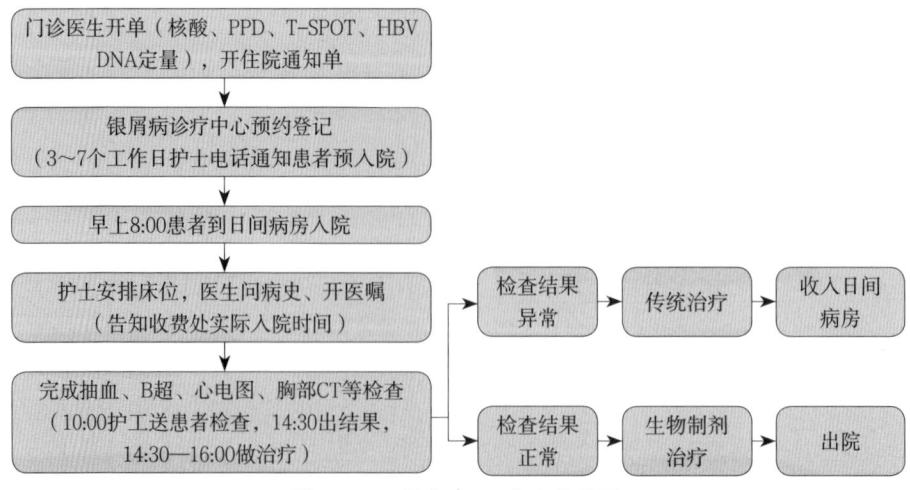

图2-6　日间病房入/出院流程图

(三)住院患者临床路径管理

临床路径作为一种新型的病种管理模式,具有提高医疗质量、规范医疗行为、降低医疗成本、提高患者满意度等作用。采用临床路径后,可以避免传统路径使同一疾病在不同治疗组或不同医师个人之间出现不同治疗方案,避免其随意性,提高准确性、预后等的可评估性。推广、开展临床路径是我院一项重要的日常工作,目前我院银屑病诊疗中心已建立寻常型银屑病、脓疱型银屑病、关节病型银屑病、红皮病型银屑病等病种的临床路径,要求所有符合路径标准的患者均应入径进行治疗。具体临床路径表单见附录。

五、共病管理

银屑病是一种遗传因素与环境因素共同作用诱发的免疫介导的慢性、复发性、炎症性、系统性疾病。银屑病不仅累及皮肤、甲板和关节,还常合并心血管疾病、内分泌疾病、胃肠疾病、肾脏疾病、恶性肿瘤、感染和心理障碍等疾病,因此根据患者的具体情况制定个性化治疗方案非常重要。

(一)针对共病患者的银屑病治疗建议

共病患者的银屑病治疗,在药物的选用上需要格外留意[62-66]。在治疗共病、对症用药的基础上,也需要额外考虑常规治疗银屑病的药物对于其共病的影响。除心血管疾病和代谢性疾病外,仍有许多共患病率较低的情况,同样需要被纳入治疗的考虑范围,如肾脏疾病、炎症性肠病、神经系统疾病(有抑郁史或自杀意念史)、恶性肿瘤史、育龄期妇女受孕情况,以及新型冠状病毒感染(COVID-19)疫苗接种等[67,68]。该部分内容参考

《2020欧洲指南：寻常型银屑病的系统治疗——第2部分：特殊临床和共病情况》。

1. 共病患者常规治疗建议[69-74]（表2-5）

表2-5 常规治疗方案概述及专家对其在特定治疗情况下的适用性的评估

具体情况	常规的系统治疗			
	维A酸类	环孢素	延胡索酸盐类	甲氨蝶呤
伴发银屑病关节炎				↑↑ 外周活动关节受累
慢性炎症性肠病：克罗恩病	↑ 特别是轻度矛盾型银屑病			↑ 口服治疗作为二线方案
慢性炎症性肠病：溃疡性结肠炎	↑ 特别是轻度矛盾型银屑病	↑ 口服治疗作为二线方案		
糖尿病、代谢综合征		↓		↓
血脂异常	↓			
晚期心力衰竭	↑	↓		↑
心脏病：缺血性心脏病	↓	↓		
伴潜伏期（已治愈）结核			↑	
妊娠	↓↓	↑	↓	↓↓

注：↑↑ 我们认为所有或几乎所有知情人士都会做出这样的选择
　　↑ 我们认为大多数知情人士会做出这样的选择，但也有相当一部分人不会
　　▨ 需参考背景情况和具体建议
　　↓ 我们认为大多数知情人士会选择反对干预，但也有相当一部分人不会
　　↓↓ 我们认为所有或几乎所有知情人士都会选择反对

2. 共病患者进行生物制剂治疗建议[75, 76]（表2-6）

表2-6 生物制剂治疗方案的概述及专家对其在特定治疗情况下的适用性的评估

具体情况	小分子物质 阿普米司特	TNF-α抑制剂 依那西普 / 英夫利西单抗 / 阿达木单抗 / 赛妥珠单抗	IL-12/23抑制剂 乌司奴单抗	IL-17抑制剂 司库奇尤单抗 / 依奇珠单抗 / 博达路单抗	IL-23抑制剂 古塞奇尤单抗 / 替瑞奇珠单抗 / 瑞莎珠单抗
伴发银屑病关节炎	↑	↑↑ 第一选择	↑↑ 第一选择 如果对MTX无反应		
慢性炎症性肠病：克罗恩病	口服治疗作为二线方案	↑↑ 第一选择（英夫利西单抗、阿达木单抗）	↑↑ 第一选择	↓	TNF-α抑制剂不适用时作为第二方案
慢性炎症性肠病：溃疡性结肠炎		↑↓	↑	↓	TNF-α抑制剂不适用时作为第二方案
糖尿病、代谢综合征					
血脂异常				↑	
晚期心力衰竭	↑	↑↓			
心脏病：缺血性心脏病				↑	
伴潜伏期（已治愈）结核	↑ 优先生物制剂				
妊娠	↓				

注：
- ↑↑ 我们认为所有或几乎所有知情人士都会做出这样的选择
- ↑ 我们认为大多数知情人士会做出这样的选择，但也有相当一部分人不会
- 需参考背景情况和具体建议
- ↓ 我们认为大多数知情人士会选择反对干预，但也有相当一部分人不会
- ↓↓ 我们认为所有或几乎所有知情人士都会选择反对

3. 合并恶性疾病患者进行生物制剂治疗的使用意见（表2-7）

表2-7 针对有恶性肿瘤病史的银屑病患者的治疗意见

具体情况	治疗意见	推荐强度
建议将银屑病的负担及癌症恶化或复发的风险（癌前、低风险和高风险）纳入治疗决策的考虑范畴	↑↑	
对于近期患恶性肿瘤者，我们推荐外用治疗，光疗（NB-UVB）*和（或）维A酸	↑↑	
建议对于在过去五年内或最近诊断为癌症的银屑病患者，应与癌症专家逐个讨论是否开始免疫抑制治疗，并在尊重患者偏好的情况下做出知情的决定	↑↑	
如果局部治疗、光疗（NB-UVB）和（或）维A酸疗效不佳，建议既往有癌症病史的银屑病患者使用甲氨蝶呤治疗	↑	强一致性，100%支持，专家共识
尽管缺乏长期的经验，但基于病理生理学的考虑，仍建议有癌症病史的银屑病患者可以使用阿普米司特，并建议与癌症专家讨论	↑	
建议有癌症病史的银屑病患者不要使用环孢素	↓	
根据现有的安全数据（包括与癌症专家的讨论）建议逐个病例使用抗TNF，类药物优特克单抗	↑	
尽管缺乏长期的经验，但基于病理生理学的考虑，建议与癌症专家进行讨论后对于既往有癌症病史的银屑病患者可以使用IL-17抑制剂、IL-23抑制剂	↑	

注：↑↑ 我们认为所有或几乎所有知情人士都会做出这样的选择
↑ 我们认为大多数知情人士会做出这样的选择，但也有相当一部分人不会
↓ 我们认为大多数知情人士会选择反对干预，但相当多的人不会
*近期有皮肤恶性肿瘤和（或）高风险的患者除外

从理论上讲，用于银屑病的免疫调节疗法有可能影响恶性疾病的进程，在这种情况下使用它们的安全性尚不确定。但由于在药物实验的对象纳入/排除标准中，有肿瘤疾病史的患者一般不被纳入受试范围，因此有关实验数据较少，可参考性较少，只能通过临床收集的数据分析，可信程度较低。且肿瘤发生种类较多，需根据患者实际情况分析并制定用药方案。银屑病与许多疾病的死亡率增加有关，包括癌症风险的增加。尚不清楚这

是疾病本身造成的，还是受生活方式因素（主要是酒精和吸烟）或治疗的影响。已缓解5年及以上并确认目前无病情复发或转移的恶性肿瘤患者，或存在癌前期病变的患者，应根据病情权衡利弊，谨慎使用生物制剂。对有肿瘤发生高风险及有实体瘤既往史的患者，在使用生物制剂治疗过程中，应密切监查。

4. 合并抑郁（史）和（或）自杀意念的银屑病患者的治疗建议（表2-8）

临床研究发现，一部分银屑病患者会出现精神系统合并症，如焦虑、抑郁等。在对银屑病进行有效干预的同时，相关精神系统症状也会出现缓解。在使用阿达木单抗、依那西普、乌司奴单抗、依奇珠单抗、古塞奇尤单抗或富马酸酯治疗银屑病时，临床研究表明以上这些抗炎药物在治疗银屑病的同时对于精神系统症状也有所缓解。但其缓解精神系统症状的机制尚不清楚，可能与缓解银屑病症状有关。

表2-8 针对有抑郁史和（或）自杀意念的银屑病患者的治疗建议

具体情况	治疗意见	推荐强度
建议在治疗患者银屑病的同时，注意评估患者的焦虑和抑郁的体征、症状。对于有相关精神系统疾病史的患者应格外留意	↑↑	强一致性，100%支持，专家共识
对于有抑郁或焦虑的患者，建议使用其他药物替代博达路单抗或阿普米司特	↑	

注：↑↑ 我们认为所有或几乎所有知情人士都会做出这样的选择
　　↑ 我们认为大多数知情人士会做出这样的选择，但也有相当一部分人不会

5. 合并慢性肾脏病（肾功能损害）的银屑病患者的治疗建议（表2-9）

一项基于英国人群的研究表明，中、重度银屑病患者合并慢性肾脏病（CKD）的风险增加，独立于糖尿病、高血压、心血管疾病等这些危险因素。在制定合并慢性肾脏病的银屑病患者的治疗方案时，需评估以下因素。

（1）银屑病治疗对患者剩余肾功能的可能影响。

（2）患者慢性肾脏病的肾功能损害，导致的药物的药代动力学或药效学改变。

（3）潜在的药物相互作用。

（4）患者是否伴有慢性肾脏病相关的共病。

表2-9 针对患慢性肾脏病的银屑病患者的治疗建议

具体情况	治疗意见	推荐强度
建议在进行治疗前，对所有已知或怀疑有慢性肾脏病的银屑病患者进行详细的肾功能评估	↑↑	强一致性，100%支持，专家共识
对所有合并3期及以上慢性肾脏病的银屑病患者［估算肾小球滤过率（eGFR）<60 mL/（min·1.73 m^2）］进行系统性治疗时，建议与肾病科医师会诊	↑↑	
对于合并轻、中度肾功能损害的银屑病患者［eGFR≥30 mL/（min·1.73 m^2）］，建议使用维A酸*、阿普米司特、富马酸酯*、甲氨蝶呤*进行治疗	↑	
对于合并慢性肾病或各期肾功能损伤的患者，均建议使用生物制剂进行治疗	↑	
对于慢性肾脏病和严重肾功能损害的银屑病患者［eGFR<30 mL/（min·1.73 m^2）］，建议不要使用环孢素、富马酸酯或甲氨蝶呤	↓↓	

注：↑↑ 我们认为所有或几乎所有知情人士都会做出这样的选择

　　↑ 我们认为大多数知情人士会做出这样的选择，但也有相当一部分人不会

　　↓↓ 我们认为所有或几乎所有知情人士都会选择反对

*可能需要谨慎调整用药剂量

6. 对于近期有受孕愿望或已受孕的银屑病患者的治疗建议（表2-10）

银屑病本身及相关治疗用药对于孕龄期女性备孕、受孕均有一定的影响，但目前银屑病及相关治疗用药对于孕龄期男女生育功能的影响程度仍待进一步研究。

第二章 银屑病慢病管理

表2-10　对近期有受孕愿望或已受孕的银屑病患者的治疗建议

具体情况	治疗意见	推荐强度
对于必须进行系统治疗的孕期或计划受孕的女性患者，在受孕的第2~3个月时，建议使用环孢素作为一线药物进行治疗	↑	强一致性，100%支持，专家共识
备孕女性患者不建议使用甲氨蝶呤及维A酸类药物	↓↓	
备孕女性患者不建议使用富马酸类药物及阿普米司特	↓	
在进行孕期及备孕女性治疗方案制定及日常护理过程中，建议进行多学科会诊，尤其是寻求产科医生的专科意见	↑↑	
在有条件的国家和地区，建议收集孕期女性的孕产妇药物暴露和妊娠结局数据	↑↑	
当孕期必须使用生物制剂时，建议将赛妥珠单抗作为备孕及中晚期妊娠女性的首选生物制剂	↑	
患者处于妊娠中晚期时，建议停止生物治疗（赛妥珠单抗除外），以尽量减少胎儿药物接触及新生儿潜在感染风险	↑	
在女性妊娠16周后接受生物治疗产下的婴儿，在6个月以下时建议不要接种活疫苗或减毒活疫苗，除非疫苗接种的好处明显大于理论上的注射风险	↓	
建议男性在计划生育前3个月停用甲氨蝶呤	↑↑	

注：↑↑ 我们认为所有或几乎所有知情人士都会做出这样的选择
　　↑ 我们认为大多数知情人士会做出这样的选择，但也有相当一部分人不会
　　↓ 我们认为大多数知情人士会选择反对干预，但相当多的人不会
　　↓↓ 我们认为所有或几乎所有知情人士都会选择反对

7. COVID-19大流行期间银屑病全身治疗建议

根据国际银屑病委员会（IFC）在2020年12月2日发布的"SARS-CoV-2疫苗与银屑病意见"的内容，建议临床医师在制定银屑病患者诊疗计划过程中考虑以下因素。

（1）进行SARS-CoV-2疫苗接种时的主要考虑与接种其他疫苗时的考虑相同：①接受免疫抑制（免疫调节）药物治疗过程中，应避免接种减毒

活疫苗；②在服用影响免疫系统药物的过程中，疫苗对于接种者的保护效力可能会减弱。

（2）目前全球范围内，人群中最常使用的2种疫苗是RNA疫苗（辉瑞公司和莫德纳公司）或基于复制缺陷病毒的灭活疫苗（阿斯利康公司）。以上3个公司的疫苗均不是减毒活疫苗。

（3）根据当地疫苗的供应情况，并在当地卫生机构指导下，建议大多数对疫苗成分没有禁忌证或已知过敏的银屑病患者尽快接种SARS-CoV-2疫苗。

（4）迄今为止，尚无免疫抑制治疗患者接种新冠疫苗的临床试验数据，因此使用免疫抑制剂人群接种新冠疫苗后的保护效果仍需验证。

（5）目前没有证据表明新冠疫苗会影响银屑病的发病或严重程度。需继续收集相关数据，以了解SARS-CoV-2疫苗是否对银屑病预后产生积极或消极影响。

（6）值得注意的是，所有银屑病患者都能获得适当的护理，包括接种SARS-CoV-2疫苗。

（二）生物制剂管理

总体使用生物制剂原则：

（1）治疗前根据"首诊患者就诊流程图"（图2-3）制订治疗方案。

（2）用药前签署生物制剂治疗知情同意书（详见附录）。

（3）乙肝病毒感染者需同时服用核苷类抗病毒药物（恩替卡韦、替诺福韦），直至生物制剂停用后12个月。

（4）合并潜伏结核感染者需在使用生物制剂前3周开始同时给予1~2种杀菌剂（异烟肼、利福平）6个月。

（5）尽量在用药3个月前完成疫苗接种，如乙肝疫苗、流感疫苗。

患者治疗方案与用药管理流程图如下（图2-7）。

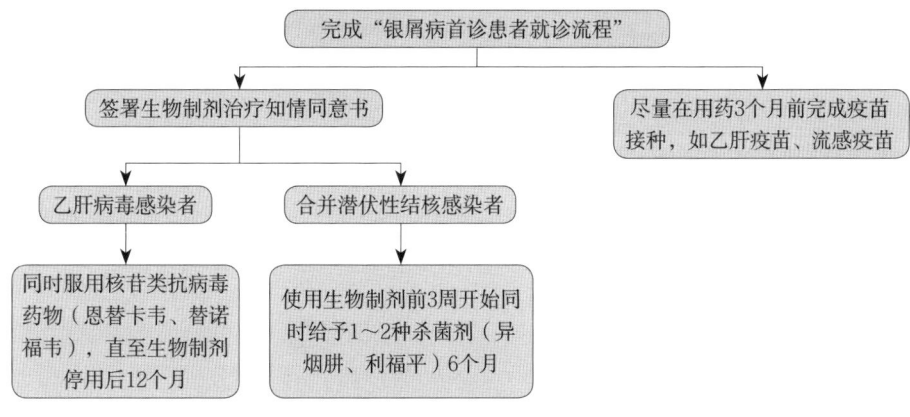

图2-7 患者治疗方案与用药管理流程图

为规范生物制剂的临床应用，应依据《中国银屑病生物制剂治疗专家共识（2019）》指导用药。

1. 适应证与禁忌证

（1）适应证：生物制剂可用于斑块状银屑病、脓疱型银屑病和关节病型银屑病的治疗。需要注意的是，临床医生在治疗前应权衡治疗的利弊，与患者进行充分的沟通并取得其知情同意。生物制剂适用于重度银屑病PASI≥10或BSA≥10%（无法进行PASI评分时），同时DLQI≥10；特殊情况下，严重影响身心健康的特殊部位（如外生殖器及肢端暴露部位）未达到上述标准时也可适用。除符合以上条件外，还需同时符合下列条件至少1条：①采用标准系统性治疗后，发生严重不良反应的风险较高；②无法耐受标准系统性治疗；③标准系统性治疗疗效欠佳；④患有合并症无法使用标准系统性治疗；⑤病情危及生命。有报道称生物制剂治疗红皮病型银屑病有效，但缺乏大样本随机、双盲临床研究，可根据临床酌情使用。

治疗开始前应严格筛选适应证，充分考虑患者可能的不良反应风险和经济因素，同患者进行充分沟通且取得其知情同意。对于超适应证应用者还应对其可能的获益与风险给予具体说明，在药物使用方式、监测和随访等方面也要达成一致意见。

（2）禁忌证：①活动性感染（包括活动性结核、肝炎病毒感染高度活动期、其他病毒感染的活动期、细菌感染等）及结核潜伏感染；②心功能分级为Ⅲ级或Ⅳ级的充血性心力衰竭；③恶性肿瘤（除外皮肤基底细胞癌、已经治疗且至少有10年缓解期的肿瘤）；④有既往脱髓鞘综合征病史或多发性硬化症病史。

2. 治疗选择流程（图2-8）

选择药物时要考虑患者病情和关节受累情况，并根据治疗目标，疾病对患者的影响，患者年龄、体重、合并症、生育计划，以及患者对用药途径和频率的偏好及依从性等因素进行综合考虑。

（1）斑块状银屑病，可选用司库奇尤单抗、乌司奴单抗或TNF-α抑制剂。

（2）关节病型银屑病，可优先选用起效更快、疗效更好的TNF-α抑制剂。

（3）泛发性脓疱型银屑病，可优先选择已获批治疗的IL-36抑制剂。

（4）有罹患结核、乙肝、心力衰竭的高风险因素或有既往病史者，司库奇尤单抗和乌司奴单抗的安全性优于TNF-α抑制剂。

（5）易发生过敏和结缔组织病高风险的患者，尽量选择人源性制剂（乌司奴单抗等）及非单抗制剂依那西普。

（6）有系统性真菌感染、炎性肠病病史或家族史的患者，不建议选用司库奇尤单抗。

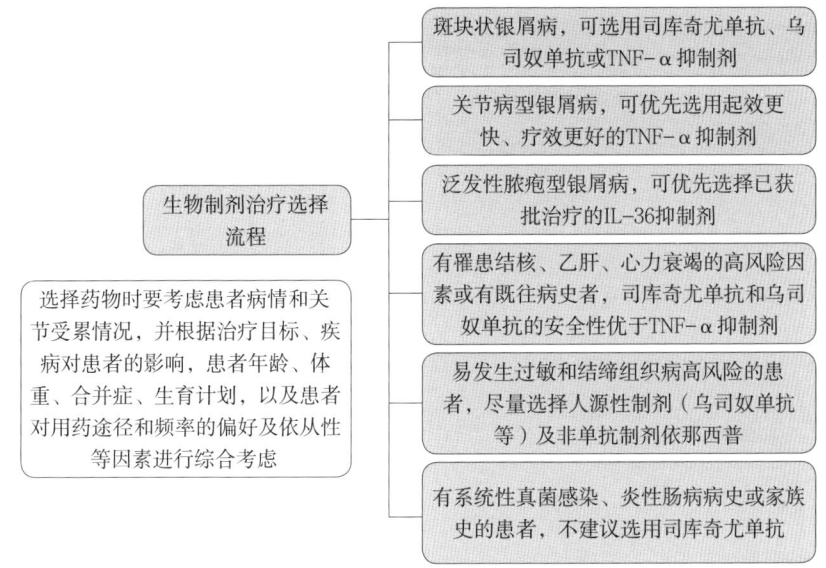

图2-8 生物制剂治疗选择流程图

3. 疗效评估

评估疗效和缓解标准：生物治疗早期，医生需对银屑病患者进行疗效评价。不同类型的银屑病或生物制剂，疗效评价的时间及标准有所不同（图2-9）。建议以皮损完全清除或PASI 90、研究者总体评分0/1作为达到满意疗效的指标，而最低疗效标准则应达到PASI 50或生活质量改善（如DLQI改善≥4或情绪低落缓解）。

寻常型斑块状银屑病经生物制剂治疗后有效的标准为：PASI评分改善（ΔPASI）达到75%。治疗后无效定义为：ΔPASI未达到50%。对于ΔPASI 50%～<75%的患者，应评估DLQI。若DLQI≤5，可继续当前治疗方案；DLQI>5，需要调整治疗方案。

关节病型银屑病治疗有效标准主要采用ACR评分ACR20：①疼痛关节的数目减少达到20%及以上。②肿胀关节数目减少达到20%及以上。③下述5条至少3条改善达到20%及以上。a. 患者对疼痛的评估；b. 患者对疾病

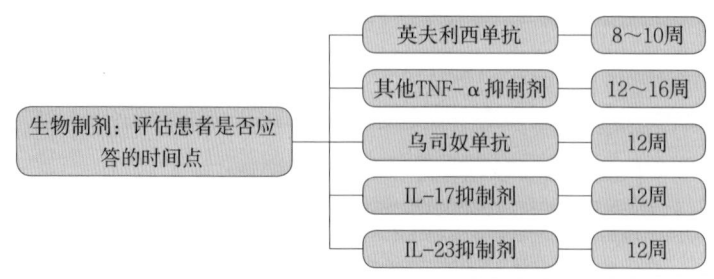

图2-9 不同生物制剂患者应答时间点

活动程度的总体评估；c.医生对疾病活动程度的总体评估；d.健康评估问卷残疾指数；e.急性期反应指标［例如红细胞沉降率（ESR）、C反应蛋白等］。

生物制剂停药后，随着疾病的复发或病情反复可能需要重启生物制剂，专家提出以下建议（图2-10）。

（1）病情较重的患者需要予初次治疗同样的负荷剂量重新诱导（依那西普除外）。

（2）英夫利西单抗进行重新诱导可能更易发生过敏，故不推荐再次诱

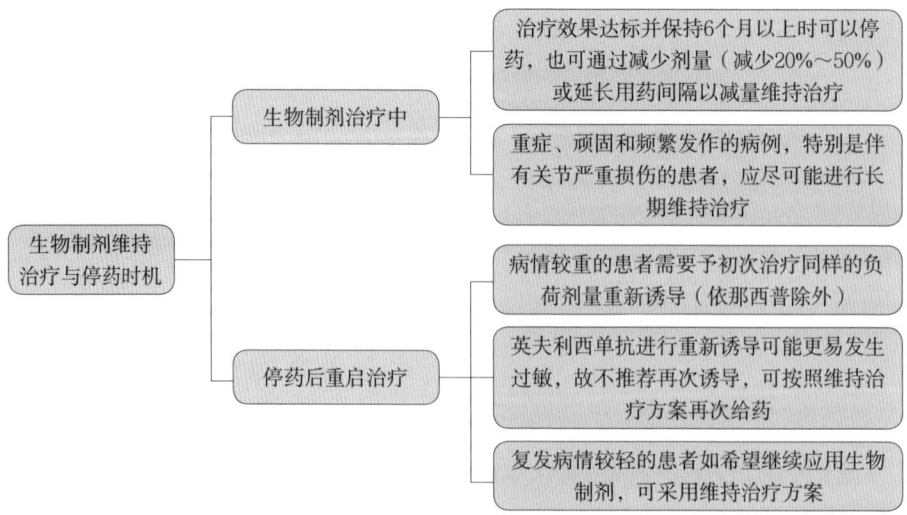

图2-10 生物制剂维持治疗与停药时机

导，可按照维持治疗方案再次给药。

（3）复发病情较轻的患者如希望继续应用生物制剂，可采用维持治疗方案。

建议生物制剂治疗达标并保持至少6个月后通过减少剂量（减少20%~50%）或延长用药间隔进行优化治疗。优化过程中一旦病情复发，应重新调整生物制剂剂量或给药间隔，提高疗效。用药量应根据复发严重程度进行个体化调整，轻度复发者可采用复发前的剂量，严重复发者按照说明书推荐量使用。

4. 生物制剂治疗用药前的筛查和治疗过程中、治疗后的监测

进行生物制剂治疗前要评估患者的健康状况，重点关注有无感染、恶性肿瘤和自身免疫性疾病等，同时还要考虑特殊情况，例如TNF-α抑制剂不能用于心功能不全者、司库奇尤单抗不能用于炎性肠病患者。建议在用药前和用药中对患者进行完整筛查（表2-4）。

治疗开始后需定期询问病史和体检，监测药物过敏反应、妊娠试验、潜在或活动性结核、肝炎病毒复制情况和血常规、肝功能等实验室指标；注意监测恶性肿瘤。每半年复查临床实验室指标，若肝炎或结核等检测阳性，则应更频繁监测，根据随访结果综合分析患者是否能继续用药（图2-11）。

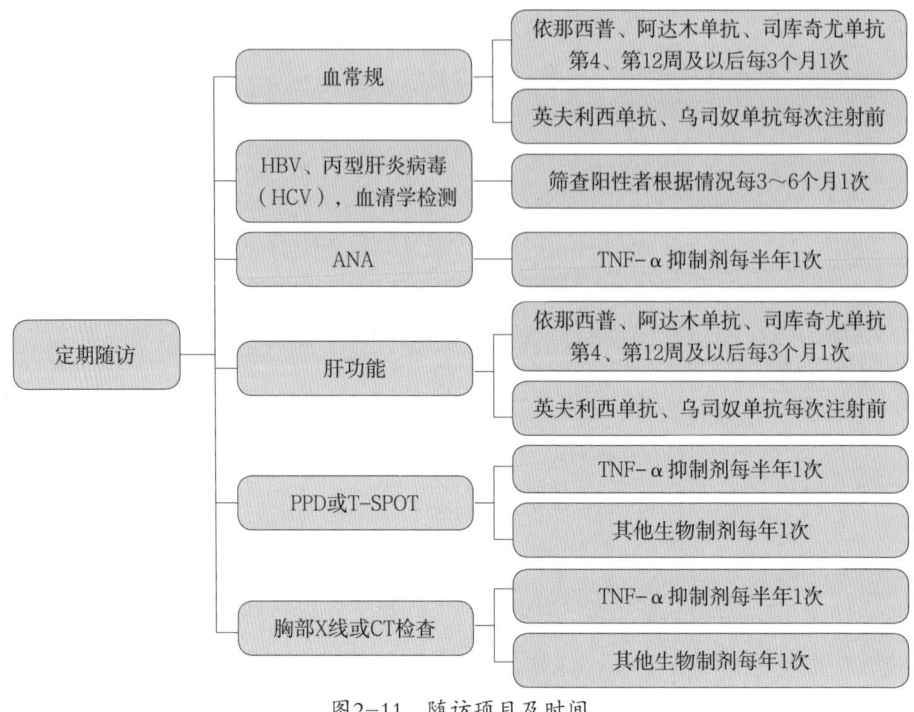

图2-11 随访项目及时间

5. 生物制剂治疗的疗效衰减现象与对策（图2-12）

生物制剂治疗过程中的疗效衰减是一种继发性疗效失败。目前应用的生物制剂都有不同程度的衰减现象。针对疗效衰减，专家提出如下建议。

（1）联合免疫抑制剂以降低腺苷脱氨酶（ADA）的产生，首选联用甲氨蝶呤。

（2）加大生物制剂的药物剂量或缩短用药间隔。

（3）换用其他生物制剂，包括靶向分子相同或不同的生物制剂。

（4）转换为传统治疗方法。

目前，生物制剂的转换时间尚无一致意见，具体时间要取决于疾病严重程度、先前所用的制剂种类和治疗反应、患者合并症等因素。如果患者病情允许，原生物制剂停药3～4个半衰期后启用新的生物制剂更加稳妥。

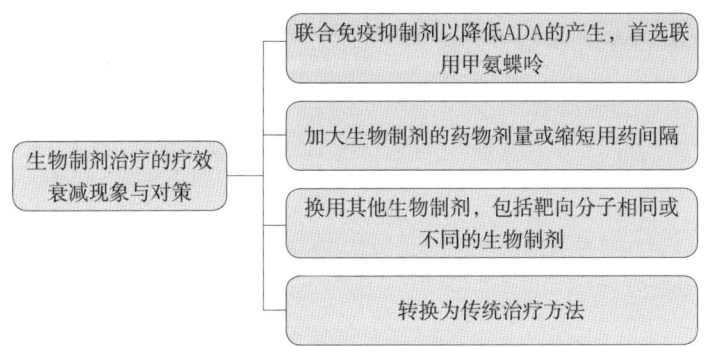

图2-12 生物制剂治疗的疗效衰减现象与对策

6. 生物制剂停药标准及停用指征

（1）停药标准建议：①出现药物相关严重不良反应，如包括活动性结核在内的严重感染、心力衰竭、肿瘤、脱髓鞘综合征、狼疮样综合征等；②治疗失败（详见疗效评价标准）；③达到临床缓解后。

（2）停用生物制剂的指征：①患者接受最小优化剂量；②最近1次减少剂量后，患者仍在治疗目标且持续6~12个月；③开始优化治疗后，无重要影像学进展证据和（或）无疾病活动性的证据。

治疗转换和联合治疗：传统治疗向生物制剂治疗转换，或者生物制剂相互转换，应以治疗目标为原则。对于ΔPASI未达到50%或ΔPASI 50%~<75%但DLQI>5的患者，则需调整治疗方案。大多数情况下，常规治疗由于疗效欠佳或不耐受可直接转换为生物制剂治疗。在病情稳定时，建议尽可能停止标准的系统治疗4周（甲氨蝶呤除外），如停药后出现病情加重情况则在治疗转换阶段也可联合应用系统治疗。一种生物制剂治疗失败后可转换成另一种生物制剂，但相互转换时，应避免重叠应用，其间隔时间推荐为前一药物的4倍半衰期。目前有临床研究表明，生物制剂用药过程中也可联合光疗或系统治疗（如小剂量甲氨蝶呤）以增强或维持疗效，但应谨慎评估疗效与风险，并密切随访。

7. 特殊人群使用生物制剂管理

（1）妊娠和哺乳期人群：尽管目前有限的临床观察数据未显示生物制剂有胚胎毒性和致畸性，然而动物实验研究显示，部分生物制剂可通过胎盘屏障，并可通过乳汁排泄。目前尚未建立胎儿和婴儿使用生物制剂的安全性资料。因此，生物制剂治疗期间，应避免妊娠和哺乳，非必要条件下不建议使用生物制剂。准备受孕者，应停用生物制剂至少5个半衰期。如果在使用生物制剂过程中意外受孕，建议立即停用药物。

（2）儿童：国内使用生物制剂或小分子抑制剂治疗儿童银屑病的临床数据有限，除阿达木单抗和司库奇尤单抗在我国获批用于治疗儿童银屑病外，其余生物制剂或小分子抑制剂在儿童中的应用主要参考美国或欧洲的推荐意见（表2-11）。

表2-11 生物制剂治疗儿童银屑病推荐意见

生物制剂	推荐意见
依那西普	2009年欧洲批准用于治疗6岁以上对传统系统治疗反应不佳的儿童及青少年重症斑块状银屑病，2016年美国批准用于治疗4~17岁儿童及青少年中、重度银屑病。给药剂量：每周皮下注射0.8 mg/kg（最高不超过50 mg）（推荐强度：C）
英夫利西单抗	目前国内外均未批准用于儿童银屑病的治疗，文献中有成功使用英夫利西单抗治疗8岁及9岁泛发性脓疱型银屑病患儿的个例报道
阿达木单抗	2015年欧洲批准阿达木单抗作为4岁以上重症斑块状银屑病患儿的一线治疗用药。2020阿达木单抗（修美乐）成为我国首个获批用于治疗4~18岁儿童及青少年银屑病的生物制剂。儿童给药剂量：体重15~30 kg的患儿每次剂量均为20 mg，≥30 kg的患儿每次剂量均为40 mg（推荐强度：B）
乌司奴单抗	2015年美国、2017年欧洲批准用于治疗12岁以上对其他系统性治疗或光疗法反应不佳的青少年重度斑块状银屑病，且均于2020年批准扩大年龄限制为6岁以上儿童。给药剂量依体重调整：体重<60 kg者每次0.75 mg/kg，60~100 kg者每次剂量45 mg，>100 kg者每次剂量90 mg，首次用药后于第4周及此后每隔12周给予相同剂量维持（推荐强度：C）

（续表）

生物制剂	推荐意见
司库奇尤单抗	2020年欧洲、2021年美国批准用于治疗6岁及以上符合全身治疗和光疗指征的儿童中、重度斑块状银屑病。给药剂量：体重50 kg以下者每次剂量75 mg（无低体重限制），≥50 kg者推荐起始剂量为每次150 mg（后续可依病情需要增加维持剂量至300 mg），分别在第0、第1、第2、第3、第4周皮下注射，随后每隔4周给予相同剂量维持。我国于2021年8月批准司库奇尤单抗用于治疗6岁及以上且体重≥50 kg的儿童中、重度斑块状银屑病（推荐强度：B）
依奇珠单抗	美国和欧洲均批准依奇珠单抗用于治疗6岁及以上儿童和青少年中、重度斑块状银屑病。推荐剂量：体重>50 kg者，在第0周皮下注射160 mg，以后每4周注射1次，每次80 mg；体重25～50 kg者，在第0周皮下注射80 mg，以后每4周注射1次，每次40 mg；体重<25 kg者，在第0周皮下注射40 mg，以后每4周注射1次，每次20 mg（推荐强度：C）
古塞奇尤单抗	迄今国内外均未批准用于治疗18岁以下儿童和青少年银屑病患者
佩索利单抗	迄今国内外均未批准用于治疗18岁以下儿童和青少年银屑病患者

注：推荐强度由A-C递减

（3）结核患者：为排除活动性结核和结核潜伏感染者，需详细询问患者结核既往史、家族史及近期与结核患者的接触史，行胸部X线检查，如不确定，可行CT检查，以排除可疑病例。可用的辅助诊断方法还有PPD试验及γ干扰素释放试验（IGRA），其中包括QuantiFERON-TB Gold或T-SPOT检查。活动性结核病患者应首先接受标准抗结核治疗，然后权衡利弊谨慎使用。既往有结核病史，已接受过标准抗结核治疗，目前无结核活动的患者，无须再进行预防性抗结核治疗，但需密切随访。结核潜伏感染患者如临床急需控制病情，应在标准抗结核治疗或者预防性抗结核治疗启动1个月后才可考虑生物制剂治疗。既往结核未经足量治疗或临床高度怀疑潜伏感染的患者，建议行预防性抗结核治疗（图2-13）。

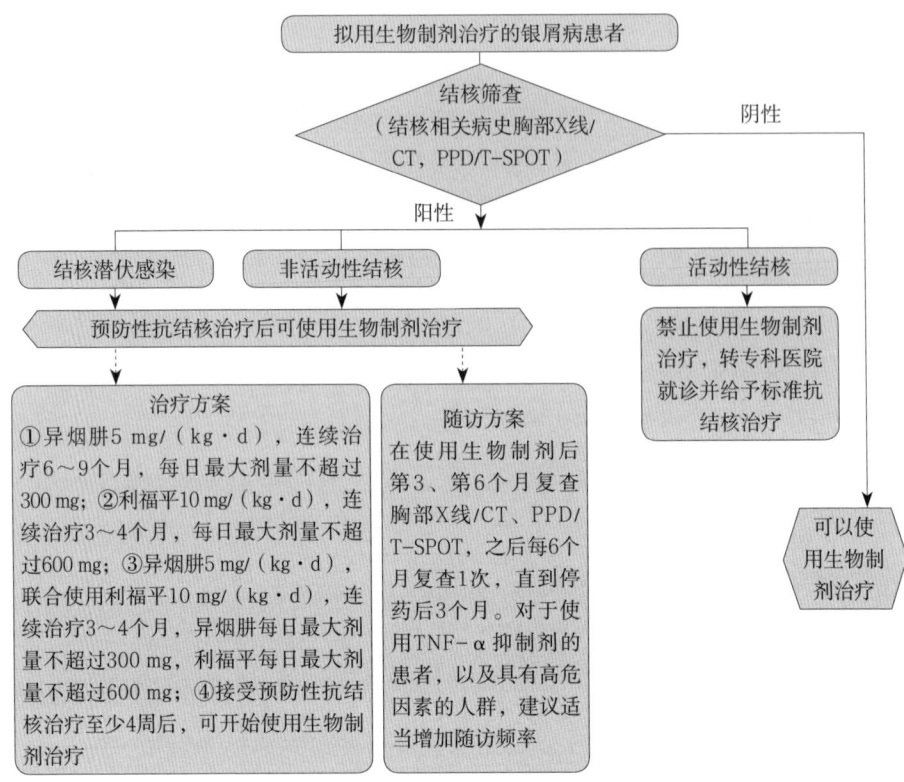

图2-13 银屑病患者结核筛查与治疗方案

（4）HBV、HCV感染者：使用生物制剂前应明确HBV、HCV的感染状态和肝功能，对于肝炎病毒携带者，还应检查外周血病毒携带水平。急性病毒性肝炎患者禁用生物制剂；HBV高度复制（>104拷贝/mL）或肝功能异常（ALT或AST水平升高超过正常上限2倍及以上）的患者，不宜使用生物制剂；HBV轻度复制（103～104拷贝/mL）且肝功能正常者，建议同时行抗病毒治疗；乙肝表面抗原（HBsAg）阳性、HBV无复制且肝功能正常者，可应用生物制剂。HBsAg阳性患者应用生物制剂时，应每1～3个月监测肝功能、乙肝两对半*和外周血HBV DNA拷贝数，必要时请感染科医师会诊，确认是否需要抗病毒治疗（图2-14）。

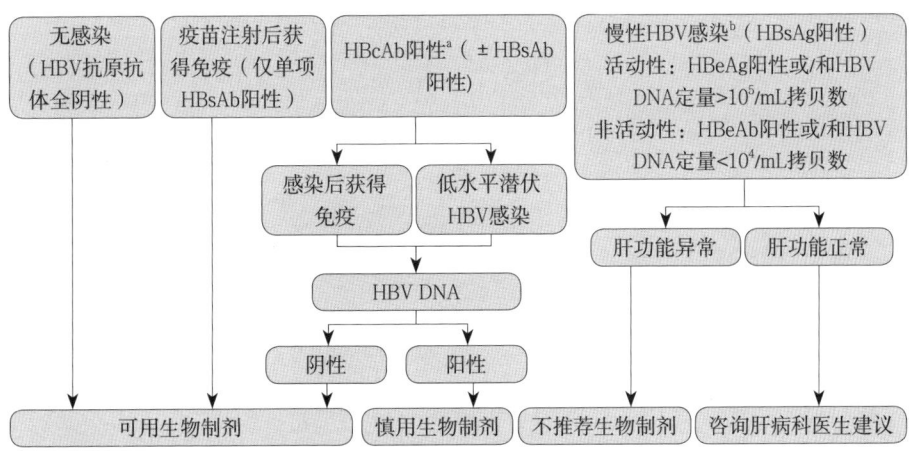

[a]接受生物治疗后均应每3~6个月复查1次HBV抗原抗体及HBV DNA，以及时发现HBV再激活，如治疗后由HBsAb阳性转为HBsAg阳性，提示潜伏HBV再激活，按慢性HBV感染处理；

[b]治疗过程中每1~3个月监测肝功能、血清HBV抗原抗体及HBV DHA水平，以了解HBV感染及肝功能状态变化并及时行针对性处理

图2-14　HBV筛查常见情况及应对

（5）围手术期患者：生物制剂理论上有可能影响伤口愈合及增加感染的风险，故建议根据手术风险的高低予以分类处理（图2-15）。①低风险手术，如消化道、泌尿生殖道、呼吸道的内镜手术，牙科治疗，皮肤病手术，乳腺活检或切除，眼科手术，整形手术或关节置换术等，不需要停药；②中、高风险手术，如泌尿系统、胸部、腹部、头颈部及感染部位手术等，应根据不同生物制剂的半衰期术前停药10~80 d不等（3~4个半衰

---

*即乙肝表面抗原（HBsAg）、乙肝表面抗体（HBsAb）、乙肝e抗原（HBeAg）、乙肝e抗体（HBeAb）、乙肝核心抗体（HBcAb）。

期）。也有专家建议，末次用药后阿达木单抗至少停用2周、英夫利西单抗至少停用4周、乌司奴单抗至少停用8周。当伤口开始愈合，已拆线，无明显肿胀、红斑、引流或感染情况，且伤口愈合良好时，则可恢复使用生物制剂。

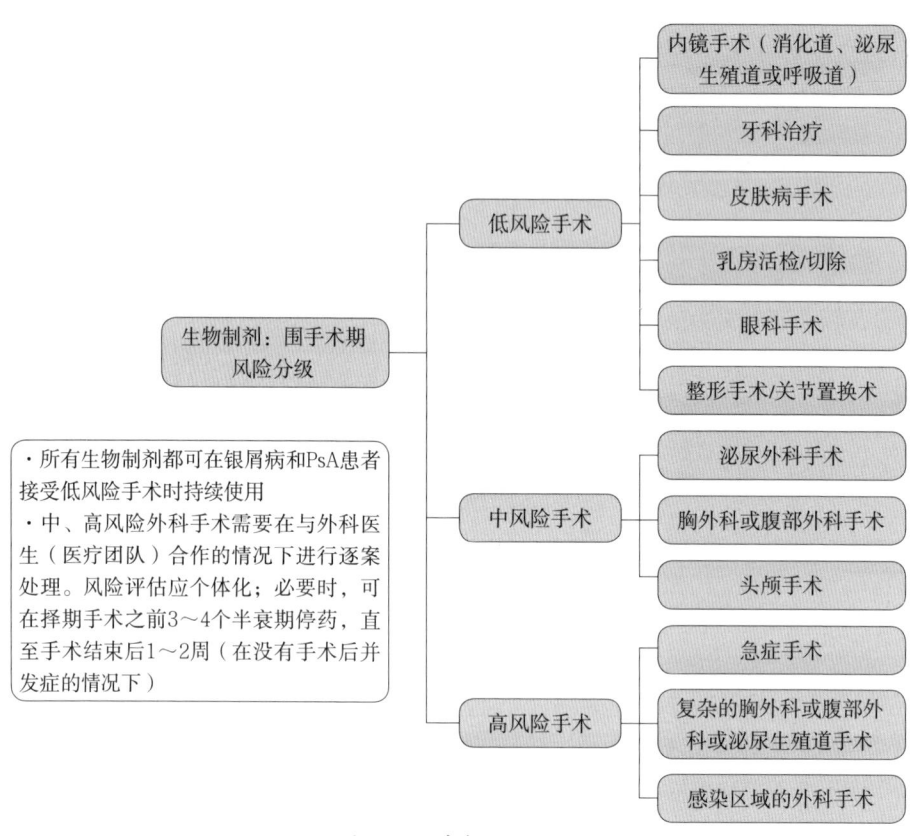

图2-15　手术风险分级

（6）生物制剂与疫苗接种：银屑病患者在生物制剂治疗过程中，同时接种灭活疫苗或重组疫苗不增加安全性方面的风险，但可能影响免疫效果。接种活疫苗理论上有造成病毒播散的风险，应十分慎重。对于接种活疫苗前后需要停用生物制剂的时间目前意见尚不一致，有专家建议在接种活疫苗前后都应停止使用生物制剂至少2~3个半衰期（图2-16）。

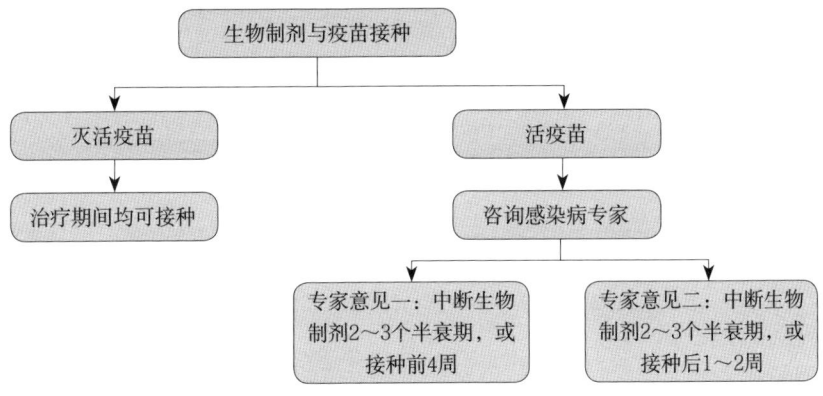

图2-16 生物制剂与疫苗接种

8. 门诊注射生物制剂流程管理

患者输液流程如下（图2-17）。

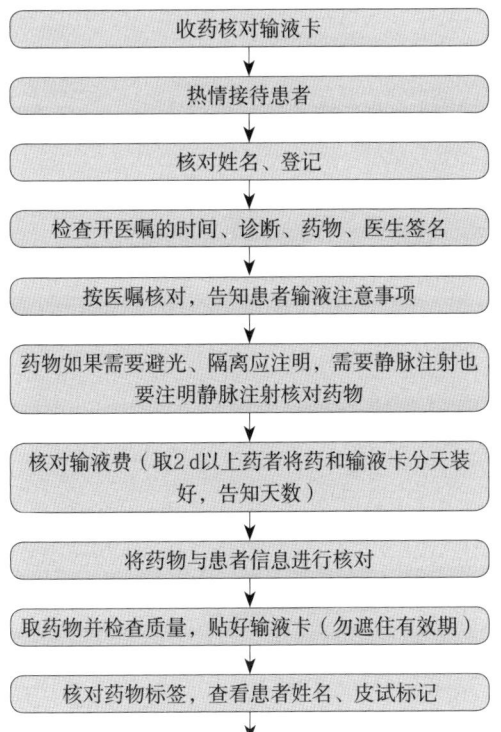

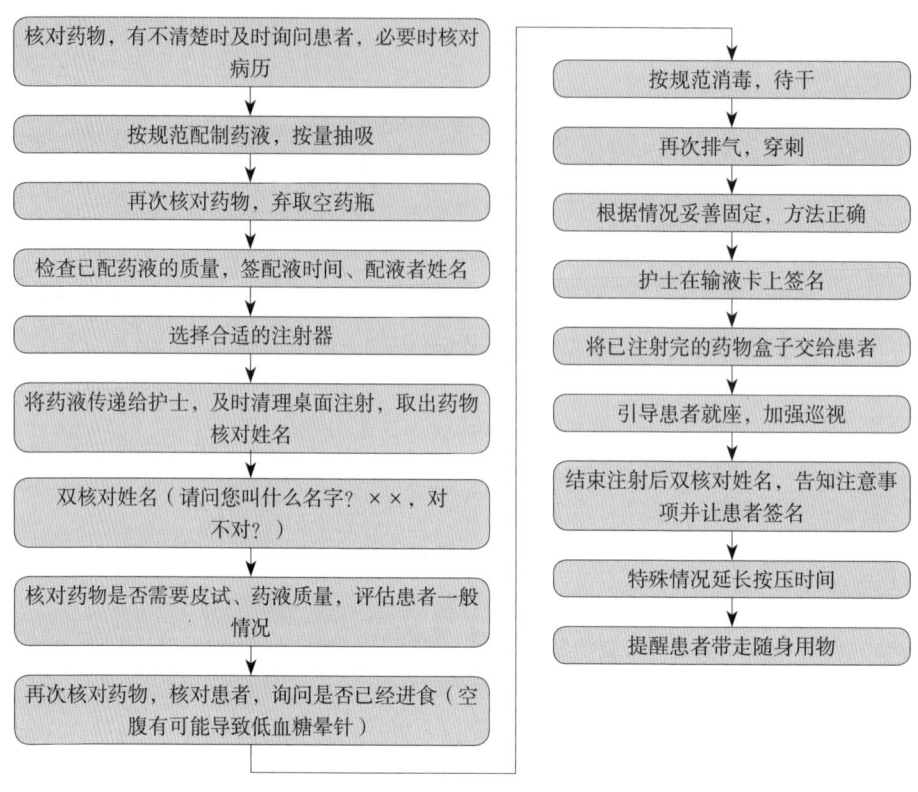

图2-17 输液室工作流程

六、专病护士培训与考核

  银屑病个案管理模式能够兼顾患者日益增长的各项需求，让医生更加专注于患者的临床治疗，使患者获得更加全面的照护服务，同时以资深护理专业人员作为个案管理师的中坚力量，对医院的银屑病治疗人员配备而言是一种低成本、高效益，既满足护理专业人员价值实践，又能满足医生临床技能提高的合理模式。银屑病个案管理模式最大意义在于保持患者和医院的联系，保证治疗效果，将疾病对患者生活质量的影响降至最低。个案管理师即为执行这一模式的核心人物，是银屑病医疗服务团队中最了解患者的人。培训时间为1个月。

第二章
银屑病慢病管理

（一）培训内容

1. 第1周

（1）知识目标。

·了解银屑病的基础知识，即入科后由护士长或带教组长进行入科介绍，包括科室环境、科室人员等。

·了解本科室及医院治疗项目和仪器设备的相关情况。

·学习并掌握医院、护理部、科室的规章制度，医疗废物的管理及分类。

（2）技能目标。

·熟悉医院的门诊信息系统。

·熟悉本科室开展的治疗项目的内容和注意事项。

（3）态度目标。

·培养严守规程、主动热情、平等待人、及时准确的工作作风。

·培养勤奋刻苦、不耻下问的学习态度。

2. 第2~3周

（1）知识目标。

·熟悉和掌握银屑病知识、生物制剂的宣教内容。

·熟悉和掌握生物制剂的赠药流程。

·熟悉和掌握各类生物制剂的相关知识和注意事项。

（2）技能目标。

·熟悉和掌握日间病房的管理及24 h出入院的流程。

（3）态度目标。

·主动为患者提供优质服务，正确指引患者。

·主动学习，利用休息或者空闲时间学习科室相关项目的理论和操作技术等相关知识。

3. 第4周

- 通过科室银屑病知识的理论考核。
- 熟练、灵活地使用门诊系统,并掌握生物制剂的领药及就诊流程。
- 熟悉各班工作程序,能单独胜任对银屑病患者健康教育工作,慎独精神强。

(二) 考核内容及要求

考核内容及要求如下(表2-12)。

表2-12 考核内容及要求

项目	理论考试	出班形式
考试范围	1.专科技术:银屑病的基础知识,银屑病的疾病分类 2.掌握银屑病APP的使用方法	工作小结+经验分享或小讲课
考试要求	以上2项必考	/
评价标准	合格分数:80分	带教老师评价:分为差、良、优3档

七、患者随访管理

(一) 银屑病生物制剂治疗首诊患者管理

1. 发放生物制剂治疗卡:主诊医生(研究助理)

患者首次注射生物制剂须给患者新建一张生物制剂治疗随访卡,记录生物制剂的名称、剂量、下次用药的时间及患者体重等(图2-18)。

须告知复诊随访的患者医生的出诊时间,让患者按照医生出诊时间进行下次的预约。

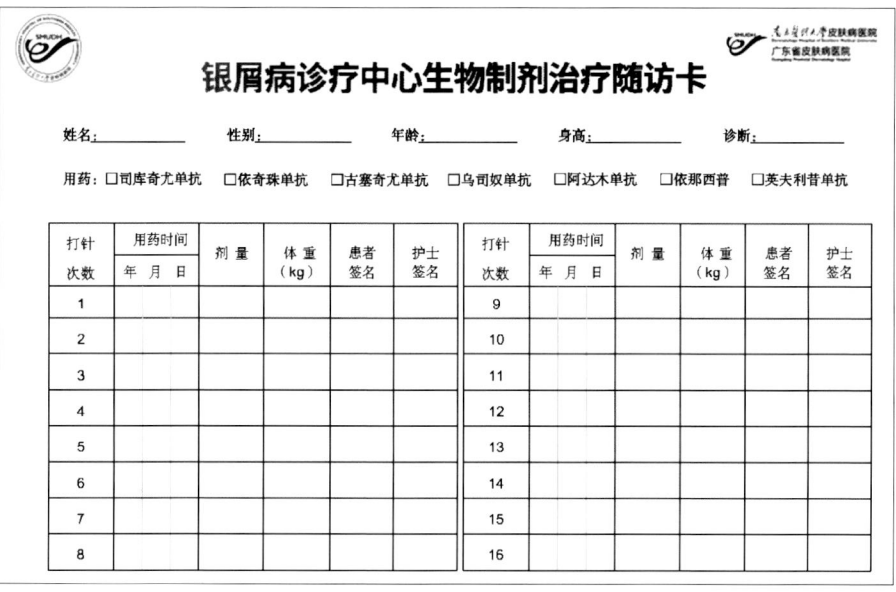

图2-18 生物制剂治疗随访卡

2. **建档：研究助理**

3. **完成入院常规检验、检查：主诊医生（主管护士、研究助理）**

（1）检验：①常规。血常规、肝功能、肾功能、ANA、二便常规。合并关节损害患者加测ESR、C反应蛋白、类风湿因子（RF）、抗环瓜氨酸肽（抗CCP）抗体等。②感染。HBV、HCV血清学检测、HIV血清学检测、PPD（T-SPOT或QuantiFERON-TB Gold）。

（2）检查：胸部X线或CT检查，合并关节损害患者加查关节X线片、CT、MRI、关节超声等。

4. **完成患者入院评估：主诊医生（主管护士）**

（1）完成PASI评分、PGA评分、NAPSI评分、PSSI评分、关节评分。

（2）完成DLQI。

5. **完成基本患者健康教育：主诊医生（主管护士）**

（1）让患者加入银屑病患者微信沟通群。

（2）银屑病专病门诊就诊流程（图2-19）。

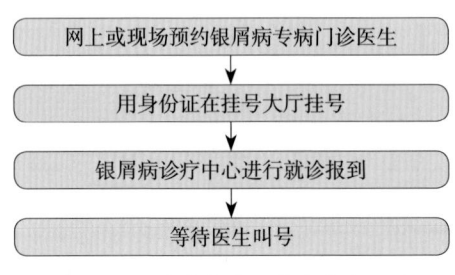

图2-19　银屑病专病门诊就诊流程图

（3）银屑病专病门诊医生：主任医师、副主任医师、主治医师。

（二）使用英夫利西单抗患者治疗管理

（1）治疗时间：从第1次算起，第0、第2、第6周（第2次与第3次隔4周），以后每隔8周。如无腹痛、腹泻等不适症状，第2、第3次注射时间可提前或推迟3 d，后续治疗的时间调整范围则为前后7 d。

（2）治疗过程中因免疫力下降，应注意预防感染，避免去人多的地方。

（3）有潜伏结核感染者应按时服用6个月抗结核药：异烟肼片300 mg，每日1次。

（4）每次注射英夫利西单抗前需抽血化验C反应蛋白、ESR、血常规、肝功能、肾功能等指标。

（5）每次注射英夫利西单抗的当天上午不要吃早餐，抽血后再进食。

（6）出现以下情况需充分评估病情后方可注射英夫利西单抗：①发热；②感染。

（7）在每次注射英夫利西单抗前一天发短信联系医生预留床位，当收到床位确定信息后，第二天方可来院注射英夫利西单抗。

（8）因床位紧张，需根据短信通知时间按时来院注射，注射后休息1 h即可办理出院。

（9）办理入院前先测量体温，正常体温为36.0~37.0 ℃，若发热则暂不办理入院,应充分评估病情后再收入院注射英夫利西单抗。

(三) 患者随访流程

患者随访流程见图2-20。

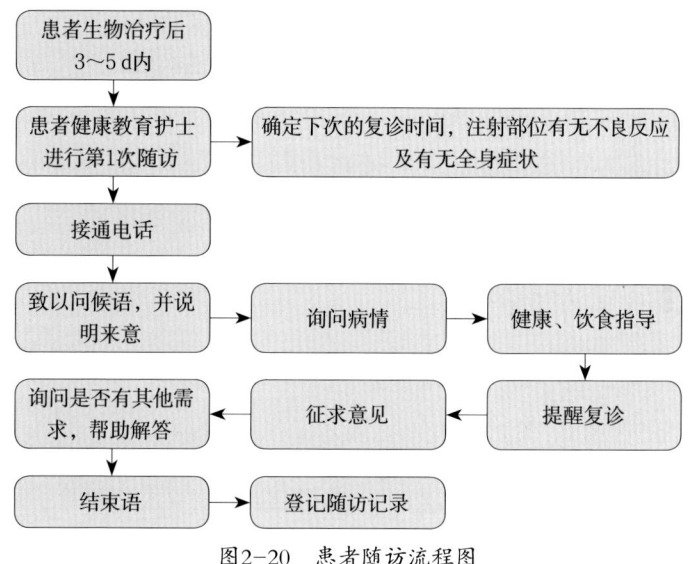

图2-20 患者随访流程图

(四) 银屑病患者随访注意事项

(1) 定期短信或微信随访,或APP短信推送,通知患者定时复诊。

(2) 检验或检查结果记录、归档,并登记在我院慢病管理APP。

(3) 解答患者各项问题。

随访检验检查项目规范见表2-4。

八、患者健康教育管理

(一) 患者教育的目的

银屑病俗称牛皮癣,是一种病因复杂的慢性炎症性皮肤病,病程较长,易复发,其诊断容易治疗难,严重影响患者的身心健康。全世界约有

1.25亿人受到银屑病的困扰，仅有不到两成的患者得到了规范治疗。为帮助广大银屑病患者得到更规范的治疗、正确认识疾病、提高生活质量，我院银屑病诊疗中心采用有针对性的个体方案及多种新颖治疗手段进行系统治疗，并为患者提供心理疏导、健康教育，定期举办患者教育课堂，普及护理知识，有效疏解患者心结，提高了患者依从性，提升了临床效果。

（二）患者教育的流程

患者教育的流程见图2-21。

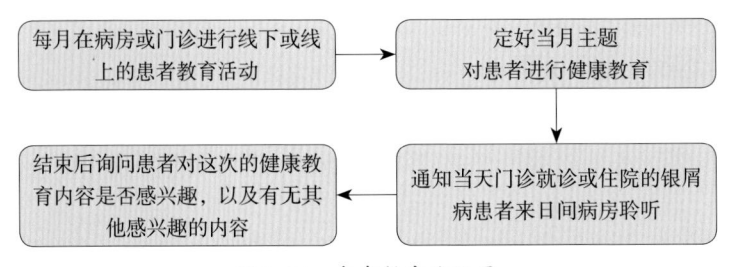

图2-21 患者教育流程图

九、满意度调研

患者满意度调研是了解医院医疗服务质量、医德医风等项目的重要途径，也是医院等级评审与行风建设的一项重要评价指标。现代医院已从过去的单纯医疗型转变为医疗预防康复型，从封闭型转变为开放型，从"以病为中心"转变为"以病人为中心""以人为本"。医院通过科学的调查方法，客观公正地收集患者及家属对医院各方面的意见与建议，从而进一步提高医疗质量，改善服务态度，为科室考核、医院管理与发展提供可行的依据。同时，将患者反映的合理化建议融入医院的制度建设中，逐步加强医院制度建设，让每位职工认识到对患者实行人性化满意服务的重要性，牢固树立"以病人为中心"的服务理念，使这一理念落实到每个人的言行之中，不断提高患者对服务的满意度。

（一）患者满意度意义

患者满意度是指患者对在医院接受的医疗服务的满意程度，也是患者对医疗服务的直接体验与亲身体会。医院的生存与发展在很大程度上取决于患者对其所受服务的满意程度。因此，患者满意度调研不仅是反映医疗质量的重要渠道，也是医疗质量考评体系中不可缺少的一个环节，更是对医疗质量控制体系的完善，体现了"以人为本"的思想。

（二）患者满意度调研整体思路

医院患者满意度调研体系遵循以下思路（图2-22）。

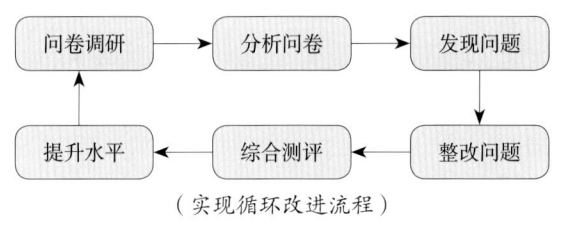

图2-22 患者满意度调研体系

（三）调研问卷设计整体方案

患者满意度调查表采用多维度、多向量和多指标的方法，共设计了4个维度、29个衡量指标。4个维度分别为诊疗环境、诊疗流程、服务态度和诊疗质量。29个衡量指标包括：

1. 诊疗环境

标识、颜色、诊区布局、候诊室条件、隐秘性、诊区空间面积。

2. 诊疗流程

挂号、收费方式、登记方式、医生服务流程、护士服务流程、专科会诊医生服务流程、导医引导服务流程、诊疗整体流程、诊疗效率。

3. 服务态度

语言沟通、医生语言态度、护士语言态度、导医语言态度、病情交代、药剂科服务态度、辅助科室态度、医护技导医的人文关怀。

4. 诊疗质量

诊断准确性、医生技术操作、护士技术操作、辅助科室技术操作、医生责任心、护士责任心。

采用4点衡量法，分别为不满意、基本满意、满意、非常满意，并分别计算4种满意率，4种满意率的总和即为总体满意度。

（四）调研流程

调研流程见图2-23。

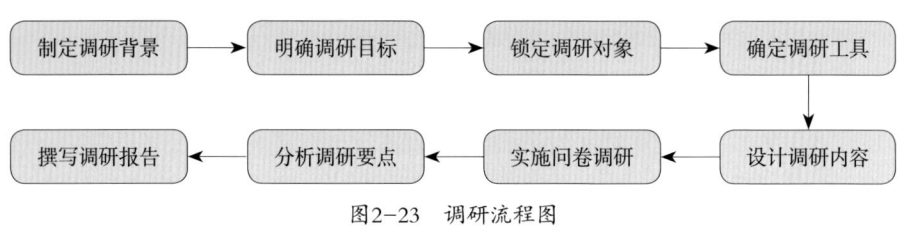

图2-23　调研流程图

1. 调研大致分为准备、实施、研究、总结4个阶段

（1）准备阶段：一般分为界定调研问题、设计调研方案、设计调研问卷内容或调研提纲3个部分。

（2）实施阶段：根据调研要求，采用多种形式，由调研人员广泛地收集与调查活动有关的信息。

（3）研究阶段：将收集的信息进行汇总、归纳、整理和分析。

（4）总结阶段：将调研结果以书面的形式——调研报告表述出来，并进行评估。

2. 调研的实施程序，可分6个小项来对时间进行具体安排（图2-24）

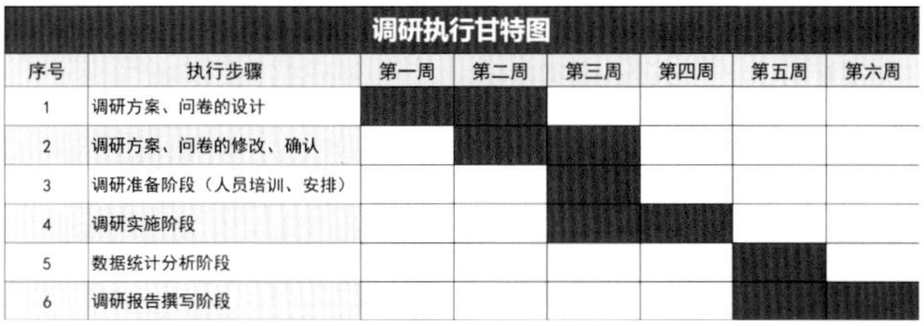

序号	执行步骤	第一周	第二周	第三周	第四周	第五周	第六周
	调研执行甘特图						
1	调研方案、问卷的设计	■					
2	调研方案、问卷的修改、确认		■				
3	调研准备阶段（人员培训、安排）			■			
4	调研实施阶段				■		
5	数据统计分析阶段					■	
6	调研报告撰写阶段						■

图2-24 调研执行甘特图

（五）目前我院常用的调研方法

为了更客观、真实地了解患者对医院工作的看法，我院采用多种方法对患者满意度进行调研。

1. **问卷调研法**

是最常用的调研方法。收发问卷调查表，使我院及时了解患者对医院管理的评价。

2. **投诉法**

由相关部门直接接收患者来信、来访或电话所反映的问题，对反映的问题进行整理、调查、处理与反馈。

3. **访谈法**

由医院工作人员主动与患者进行面对面交流，了解患者入院后的真实感受及医院服务中存在的问题。

4. **意见箱与意见本**

在门诊大厅、住院大厅等显著位置放置患者意见征求箱，在门诊各窗口、临床各科室、各医技检查科室窗口设意见本，请患者反映就医过程中的感受、表扬或投诉事项。

5. **电话回访**

每天安排专人对每一个出院的患者在其出院后2周内进行电话随访，在问候、了解病情恢复情况、做必要的健康指导后，以征求意见的方式进行满意度调研。

十、病例分享

病例1：生物制剂治疗老年潜伏结核感染患者
患者，女，74岁，66 kg

主诉 全身红斑块、鳞屑6年，加重1周。

现病史 患者6年前无明显诱因双足背出现散在红斑块，脱屑，外用偏方，效果不佳，皮疹逐渐增多，蔓延至躯干、四肢及头部，伴瘙痒，病情冬重夏轻，无发热、脓疱、关节疼痛等不适。4年前患者开始于我院就诊，长期服用阿维A治疗，每日1次，每次20 mg，累计治疗约2年，病情可缓解，但反复发作。1周前患者受凉后皮疹再次泛发全身，伴瘙痒，阿维A治疗效果不佳，无发热、脓疱、关节疼痛等不适。患者精神、胃纳可，睡眠差，大小便正常，体重无明显改变。

既往史 高血压病史10余年，服厄贝沙坦，每日1次，每次1片。糖尿病病史5年，平时规律服用阿卡波糖，每日1次，每次2片。否认肝炎、结核、伤寒等传染病史，否认克罗恩病、溃疡性结肠炎等炎症性肠病史。

体格检查 生命体征平稳，心、肺、腹查体未见明显异常。

皮肤病专科情况 头皮见大片融合性红斑块，覆厚层白色鳞屑，躯干、四肢泛发红斑块，融合成大片，覆厚层鳞屑，可见蜡滴现象、薄膜现象、点状出血，耳郭、外耳道类似皮疹，双足趾甲增厚、浑浊，趾甲（指甲）顶针样变，双下肢轻度凹陷性水肿。PASI评分35。

第二章 银屑病慢病管理

皮损照片（图2-25）

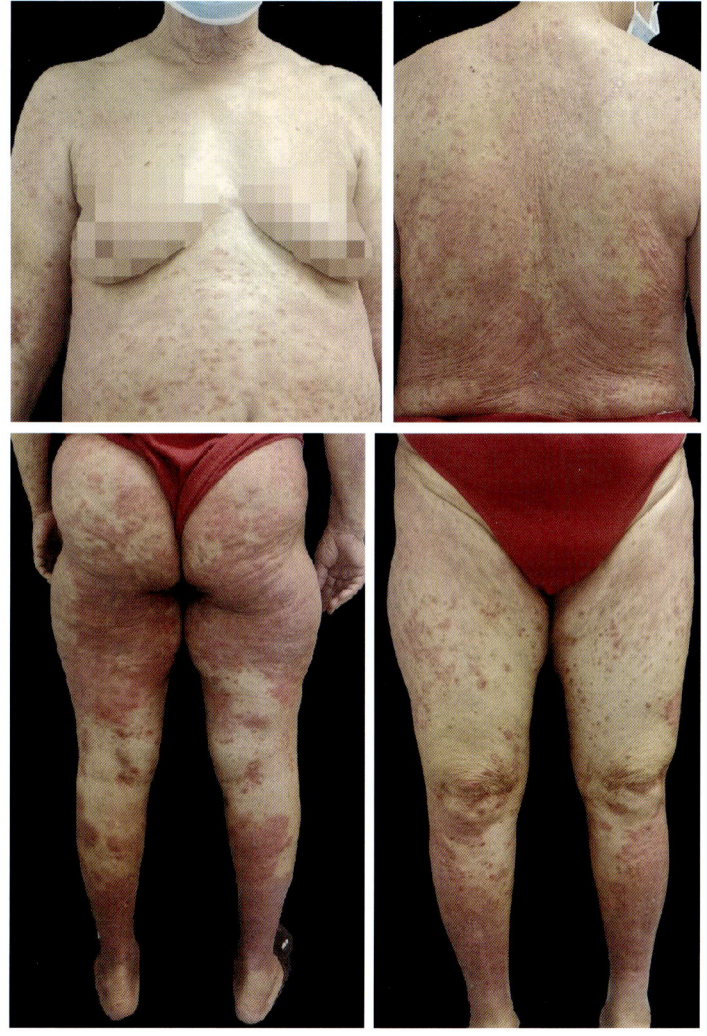

图2-25　皮损照片（病例1）

检验筛查

血常规、肝功能、肾功能基本正常；ESR 35 mm/h，血糖11.65 mmol/L，糖化血红蛋白11.62%；感染八项、肿瘤指标未见异常；IGRA阳性；胸片：双肺纹理增粗。

诊断结果

（1）重度斑块状银屑病。

（2）接触与暴露于结核。

（3）2型糖尿病。

（4）高血压2级。

治疗方案

（1）初始口服阿维A每日1次，每次30 mg，全身皮疹封包曲安奈德尿素乳膏+润肤剂，效果不佳。

（2）更改方案为：预防性抗结核治疗（异烟肼200 mg+利福平450 mg，每日1次，共3个月，期间定期监测肝、肾功能），开始预防性抗结核治疗2周后予司库奇尤单抗300 mg皮下注射，每周1次。

1个月随访

症状体征：头皮、躯干、四肢泛发大片红斑块、暗红斑块，覆厚层鳞屑，可见蜡滴现象、薄膜现象、点状出血，双足趾甲增厚、浑浊，趾甲（指甲）顶针样变，双下肢无明显水肿。PASI评分20（图2-26）。

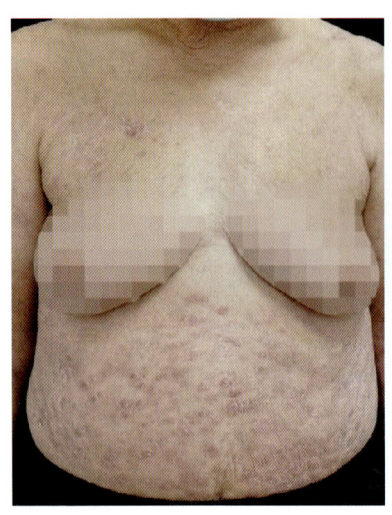
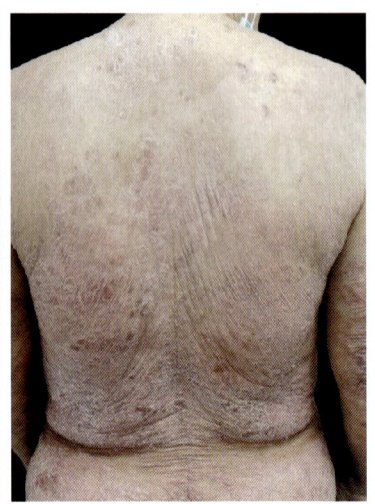

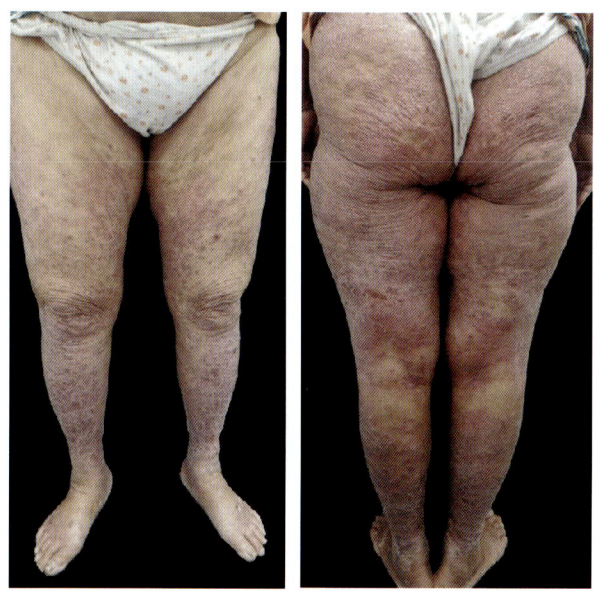

图2-26 1个月随访（病例1）

后续治疗：司库奇尤单抗300 mg皮下注射，每月1次。

3个月随访

症状体征：头皮、躯干、四肢少许淡红斑，少许脱屑，躯干、四肢见皮疹退后色素沉着，双足趾甲增厚、浑浊，趾甲（指甲）顶针样变，双下肢无水肿。PASI评分7（图2-27）。

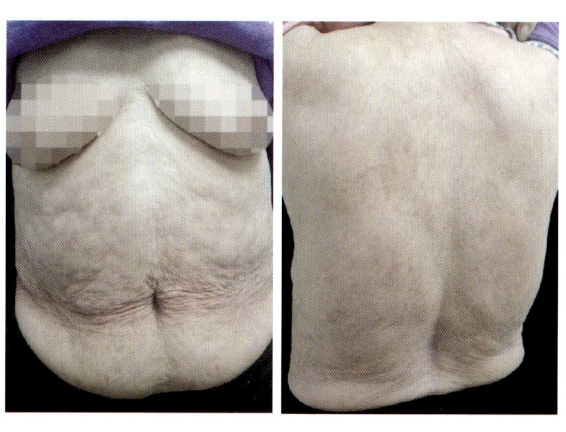

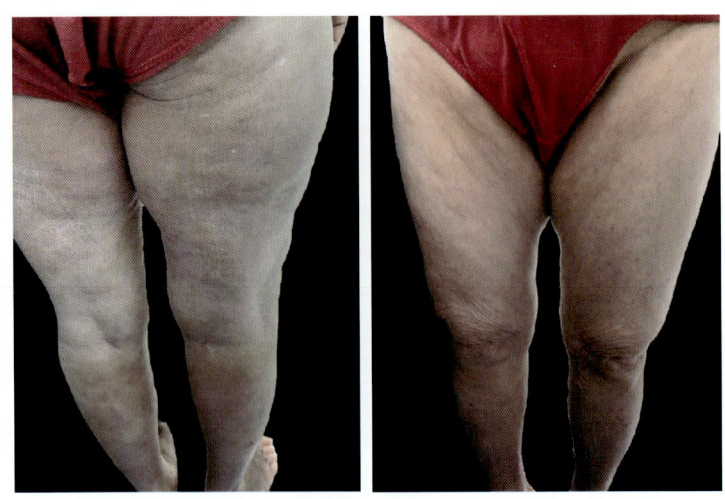

图2-27　3个月随访（病例1）

后续治疗：司库奇尤单抗300 mg皮下注射，每月1次。

6个月随访

症状体征：头皮、躯干、四肢少许皮疹退后色素沉着，小腿伸侧局限红斑块，脱屑，双足趾甲增厚、浑浊，趾甲（指甲）顶针样变。PASI评分5（图2-28）。

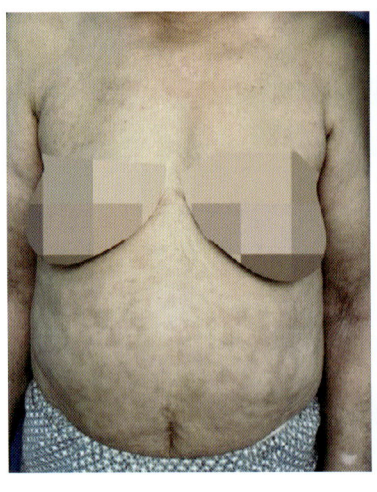
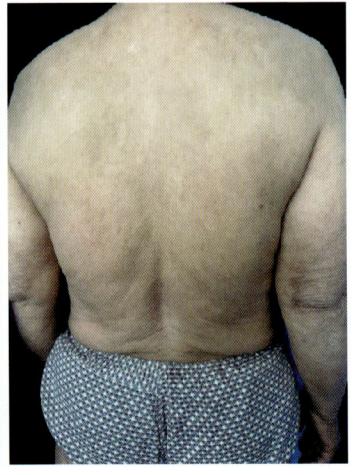

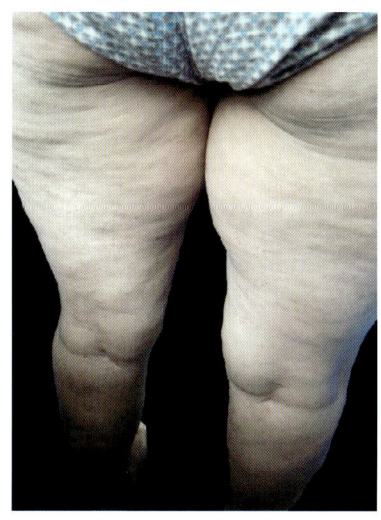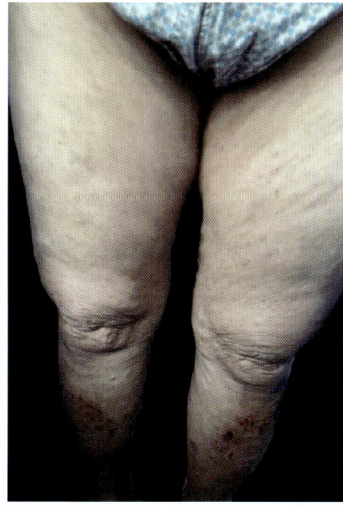

图2-28　6个月随访（病例1）

后续治疗：司库奇尤单抗300 mg皮下注射，每月1次。

案例总结（该患者特殊性）

（1）患者老年女性，合并潜伏结核、高血压、糖尿病，既往阿维A治疗效果不佳，基础疾病多，限制传统治疗药物的选择。

（2）患者长期服用阿维A治疗效果不佳，加量后仍无明显疗效，考虑生物制剂治疗，但患者生物制剂筛查提示潜伏结核，予预防性抗结核治疗2周后启动生物制剂治疗。在使用司库奇尤单抗治疗过程中，治疗效果好，后期患者小腿有少许复发，但不影响整体疗效，不影响患者生活质量。经过治疗，患者生活质量得到极大改善。

病例2：生物制剂治疗脓疱型银屑病患者
患者，女，51岁，65 kg

主诉 全身红斑块、鳞屑20余年，加重伴脓疱10余日。

现病史 患者20余年前无明显诱因出现全身泛发的红斑、鳞屑伴轻度瘙痒，多次在当地医院就诊，诊断为银屑病，予阿维A 10~40 mg，皮损可消退，反复。2年前开始予阿达木单抗治疗（4月余），停药2个月后复发，遂予甲氨蝶呤+阿维A、NB-UVB，停药后复发。10个月前注射乌司奴单抗45 mg，共注射4次，治疗期间皮损控制良好，4个月前注射最后一次，3个月前患者躯干、四肢红斑块、鳞屑复发，患者口服、外用中药（具体不详）。10日前患者全身皮损明显加重，红斑上出现大量脓疱，融合成脓湖，伴低热，最高达38 ℃。遂来我院就诊。

既往史、个人史、家族史 无特殊。

体格检查 体温：39.0 ℃；脉搏：134次/min；呼吸：20次/min；血压：120/81 mmHg。神清，全身皮肤黏膜无明显黄染，全身浅表淋巴结未触及肿大，巩膜无黄染。心、肺、腹查体未见异常。

皮肤病专科情况 头面泛发性红斑，脱细碎鳞屑，四肢、躯干大片水肿性红斑，其上见密集粟粒至黄豆大小脓疱，局部脓疱中央为褐色，呈环形、靶形，双下肢肿胀，十指指甲顶针样变，趾甲肥厚变形。BSA 45.65%。

皮损照片（图2-29）

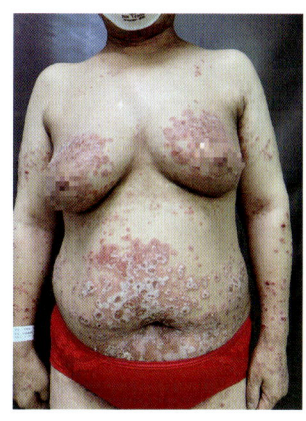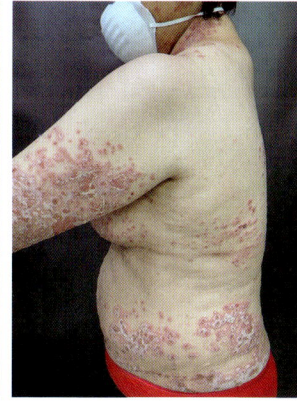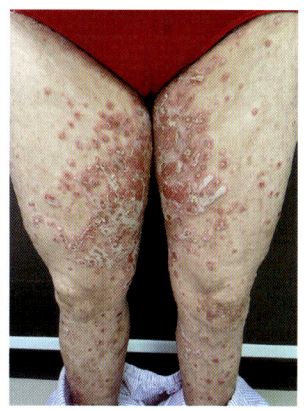

图2-29　皮损照片（病例2）

检验筛查

血常规：白细胞13.2×10^9/L，中性粒细胞9.96×10^9/L，血红蛋白110 g/L。肝功能：白蛋白29 g/L，ESR 52 mm/h。感染八项、T-SPOT、胸片等未见异常。

诊断结果

泛发性脓疱型银屑病。

治疗方案

依奇珠单抗160 mg皮下注射1次。

2周随访

症状体征：全身红斑大部分消退，脓疱全部干涸吸收，遗留明显色素沉着斑。BSA 6%（图2-30）。

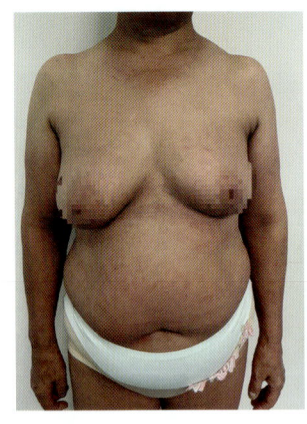 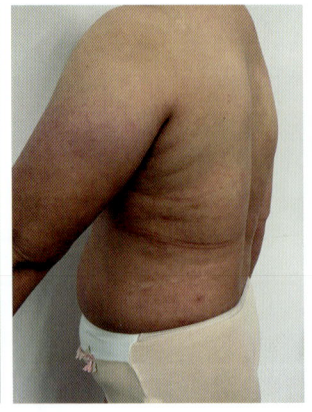 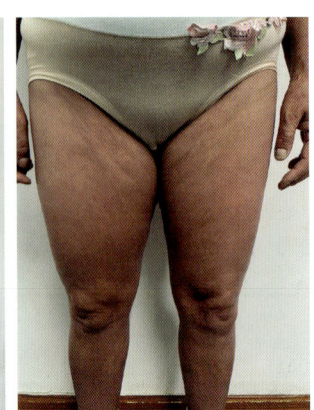

图2-30　2周随访（病例2）

后续治疗：依奇珠单抗80 mg皮下注射，每2周1次。

案例总结（该患者特殊性）

（1）患者既往为斑块状银屑病，既往曾先后使用传统系统药物及生物制剂治疗，用药期间皮疹控制可，但停药后迅速复发，提示银屑病需维持治疗。

（2）患者此次发病为脓疱型银屑病，依奇珠单抗起效迅速、总体安全性良好，在控制脓疱型银屑病急性发作阶段可能是较佳选择。

病例3：生物制剂治疗合并继发性肺结核的红皮病型银屑病患者

患者，男，64岁，60 kg

主诉 全身皮疹伴瘙痒10余年，加重1月。

现病史 患者10余年前无明显诱因出现头皮红斑、丘疹、鳞屑，偶有瘙痒，无疼痛，无畏寒、发热，无头晕、头痛，无咳嗽、咳痰，无胸闷、气促，无腹痛、腹泻。曾于外院就诊，诊断为银屑病，予对症治疗后稍好转，但常有反复，皮疹逐渐泛发至全身。近8年转至我院门诊就诊，予行皮肤病理活检后诊断为银屑病。1个月前因使用司库奇尤单抗治疗后皮疹加重，累及头皮、面颈部、躯干、四肢，全身皮肤潮红，伴有明显瘙痒，大量脱屑，无发热、疼痛等不适。

既往史 否认炎症性肠病、炎症性肠病易感人群、湿疹、结核、乙肝等。

体格检查 生命体征平稳，心、肺、腹查体未见明显异常。

皮肤病专科情况 躯干、四肢、头皮见弥漫性融合的潮红斑片，皮损面积约占全身70%，四肢、后背大量脱屑，可见蜡滴现象、薄膜现象、点状出血，四肢见散在抓痕，无明显渗液，无脓疱。头皮束状发。PASI评分55.5。

皮损照片（图2-31）

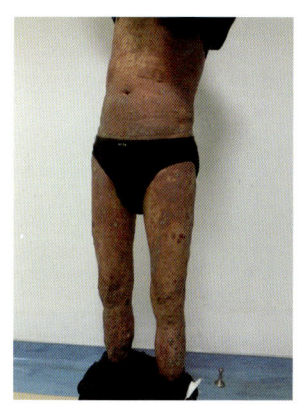
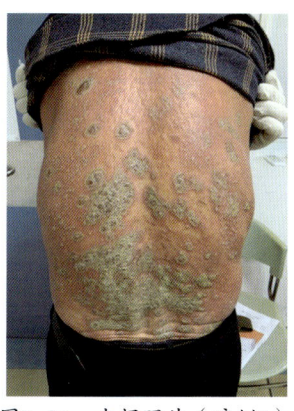
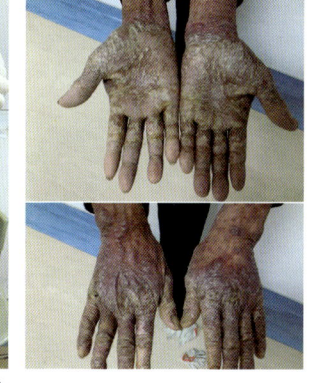

图2-31 皮损照片（病例3）

检验筛查

血常规、肝功能、肾功能基本正常。胸部CT（2021年3月19日）：①考虑双肺继发性肺结核（右肺上叶两枚小空洞形成可能），请结合临床；②两肺下叶胸膜下见斑片、磨玻璃影，部分呈少许蜂窝、细网状改变，倾向间质性肺炎并纤维化，建议复查；③纵隔内见少许稍大淋巴结，右上胸膜肥厚、粘连，胸主动脉粥样硬化。T-SPOT阳性，3次痰找抗酸杆菌、痰培养抗酸杆菌均为阴性。胸片：双肺纹理增粗。

诊断结果

（1）红皮病型银屑病。

（2）继发性肺结核（非活动性）。

治疗方案

（1）胸科医院就诊后予预防性抗结核治疗（异烟肼300 mg+利福平600 mg+吡嗪酰胺1 500 mg、乙胺丁醇1 000 mg，每日1次），1个月后开始使用司库奇尤单抗注射液300 mg皮下注射2周，每周1次。

（2）更改方案为：预防性抗结核治疗（异烟肼200 mg+利福平450 mg，每日1次），2周后予司库奇尤单抗300 mg皮下注射，每周1次。预防性抗结核治疗共3个月，期间定期监测肝、肾功能。

1周随访

症状体征：患者躯干、四肢斑块较前变薄，部分皮疹消退。PASI评分52.4（图2-32）。

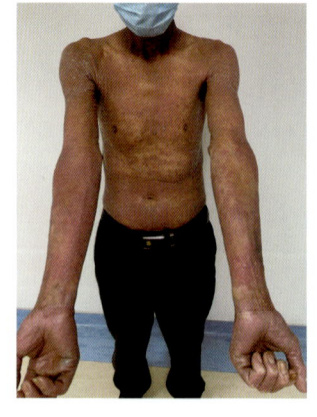
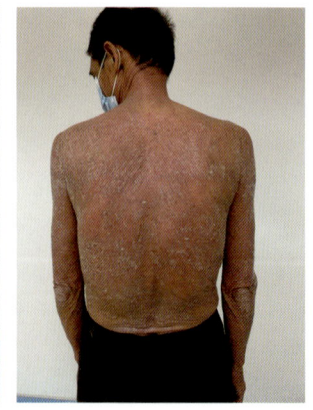

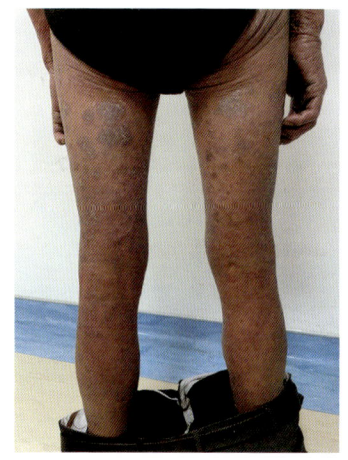
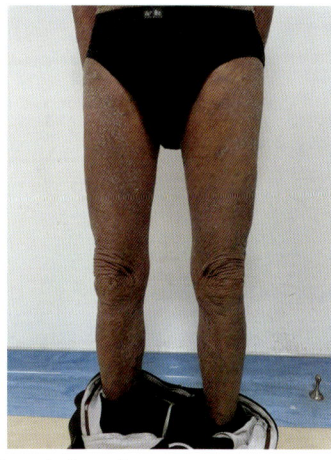

图2-32 1周随访（病例3）

后续治疗：考虑出现湿疹化改变，即免疫漂移暂停使用司库奇尤单抗注射液，改用复方甘草酸苷及抗组胺药物口服，外用糖皮质激素乳膏治疗。治疗1个月后，改用阿达木单抗注射液80 mg皮下注射1次，1周后调整为40 mg皮下注射，此后维持每2周皮下注射1次，共2个月。

3周随访

症状体征：瘙痒较前减轻，躯干、四肢近心端皮疹已消退，无新发皮疹。面部及双手背皮肤发黑。PASI评分0.4（图2-33）。

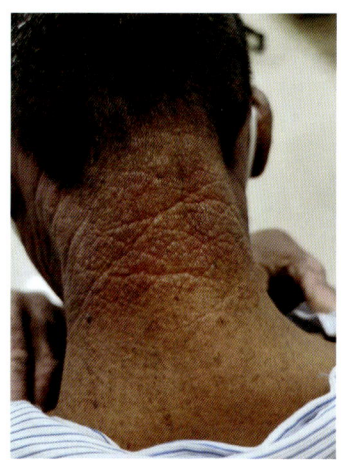
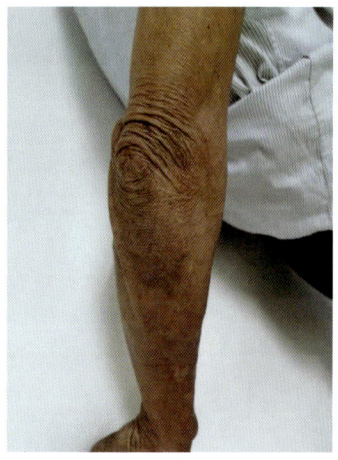

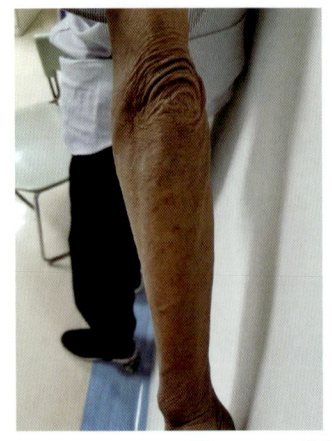
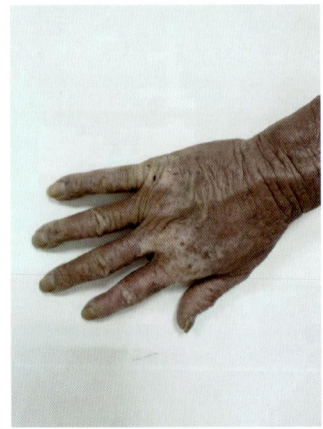

图2-33 3周随访（病例3）

后续治疗：停用口服利福平，患者皮疹大部分消退，但对头皮、颈部、手足等部位皮疹应答不佳，停用阿达木单抗，外涂润肤剂+糖皮质激素乳膏1个月，改用司库奇尤单抗注射液300 mg皮下注射，每月1次。

6个月随访

症状体征：患者头皮、颈部、四肢远端皮疹以苔藓样皮疹为主，干燥、剧烈瘙痒。PASI评分2.7（图2-34）。

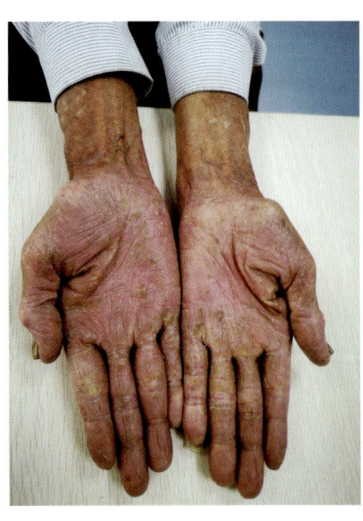
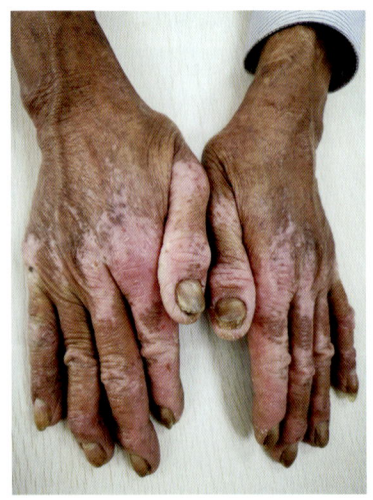

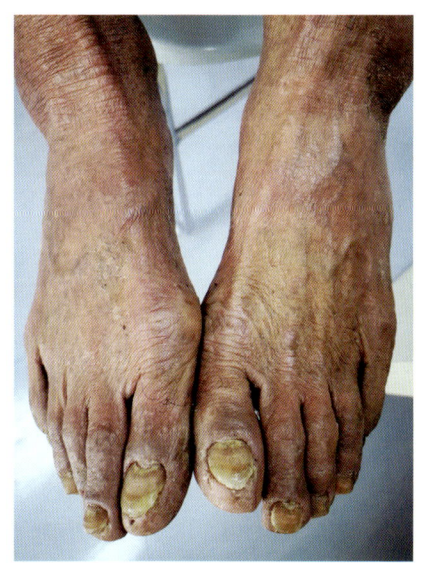 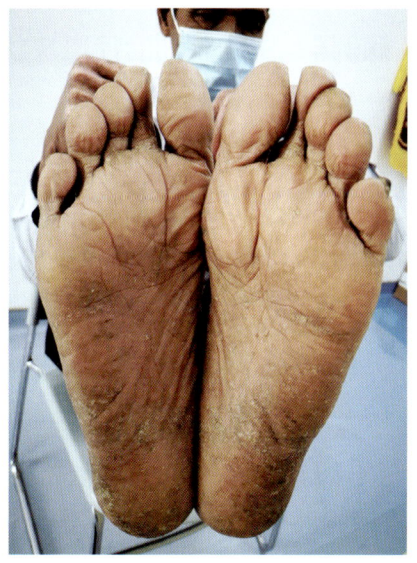

图2-34 6个月随访（病例3）

后续治疗：司库奇尤单抗300 mg皮下注射，每月1次。

案例总结（该患者特殊性）

（1）该患者病程多年，使用传统方案治疗多年，效果不佳，且合并继发性肺结核，来就诊时已为红皮病型银屑病，在预防性抗结核治疗基础上，使用司库奇尤单抗注射液治疗2周，皮疹可有短暂性消退，但其间瘙痒加重，改用阿达木单抗注射液后皮疹逐渐消退，仅以颈部、四肢末端部分苔藓样变为主，于是再次尝试改用。

（2）患者使用阿达木单抗控制皮疹后，再次尝试使用司库奇尤单抗注射液，直接跳过诱导期进行巩固治疗，同样也取得较好的疗效。

病例4：生物制剂治疗斑块状银屑病患者后合并免疫漂移
患者，男，73岁，68 kg

主诉 全身红斑块、鳞屑20余年。

现病史 患者20余年前无明显诱因出现下肢散在红斑块，脱屑，当地医院诊断为银屑病，予口服中药、西药及外用药物（均不详）治疗，可短期缓解，但皮疹逐渐增多，蔓延至躯干、四肢及头部，冬重夏轻，无发热、脓疱、关节疼痛等不适。数年前患者开始于我院就诊，先后口服阿维A、甲氨蝶呤、环孢素及外用激素类药膏、卡泊三醇软膏，辅以NB-UVB等治疗，均可短期控制，但仍反复泛发全身。患者精神、胃纳可，睡眠差，大小便正常，体重无明显改变。

既往史 患者诉有湿疹、过敏性鼻炎病史，长期不规律口服抗过敏药物，反复发作。

体格检查 生命体征平稳，心、肺、腹查体未见明显异常。

皮肤病专科情况 头皮、躯干、四肢泛发红斑块，融合成大片，覆薄层鳞屑，可见蜡滴现象、薄膜现象、点状出血。四肢关节未见明显肿胀变形。PASI评分28。

皮损照片（图2-35）

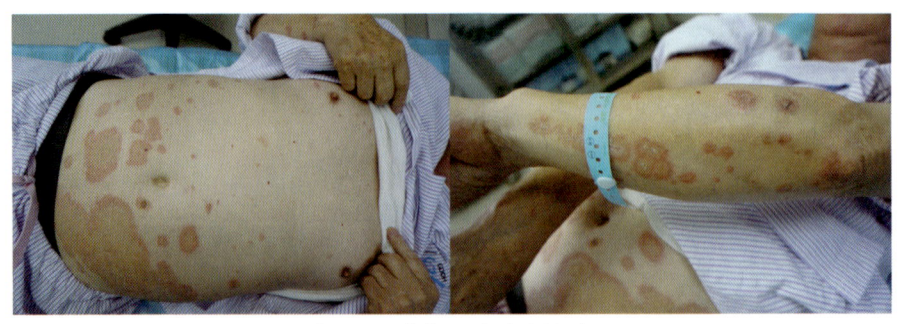

图2-35 皮损照片（病例4）

第二章 银屑病慢病管理

检验筛查

血常规、嗜酸性粒细胞、肝功能、肾功能基本正常；外周血免疫球蛋白E（IgE）水平升高（145.4 IU/mL）；感染八项、肿瘤指标、胸部CT检查未见异常；IGRA阴性；皮肤组织病理：明显的表皮角化层局灶性表皮角化不全、Munro微脓肿，真皮浅层血管周围可见淋巴细胞、中性粒细胞和嗜酸性粒细胞浸润。

诊断结果

（1）重度斑块状银屑病。

（2）湿疹。

（3）过敏性鼻炎。

治疗方案

司库奇尤单抗300 mg皮下注射，每周1次。

5周随访

症状体征：原头皮、躯干、四肢红斑块较前明显消退，鳞屑消失，但躯干、四肢弥漫边界不清的红斑丘疹伴剧烈瘙痒（图2-36）。

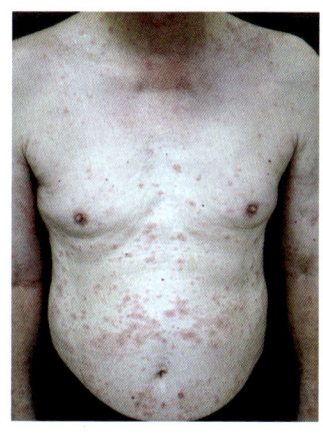
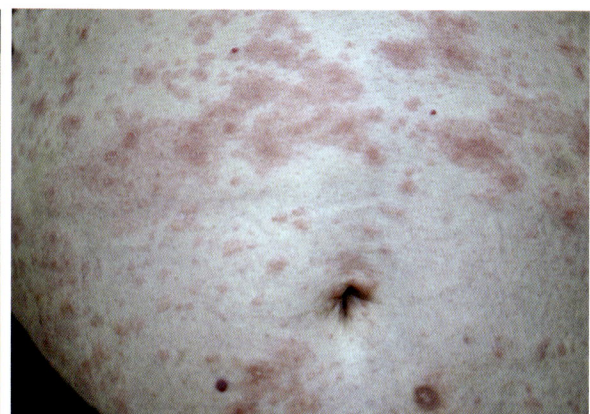

图2-36　5周随访（病例4）

检验筛查：外周血IgE（208.6 IU/mL）和嗜酸性粒细胞水平升高。

后续治疗：停用司库奇尤单抗，改用阿达木单抗80 mg皮下注射治疗。

7周随访

症状体征：躯干、四肢仍可见弥漫边界不清的红斑丘疹伴剧烈瘙痒（图2-37）。

检验筛查：外周血IgE水平正常，嗜酸性粒细胞水平升高。

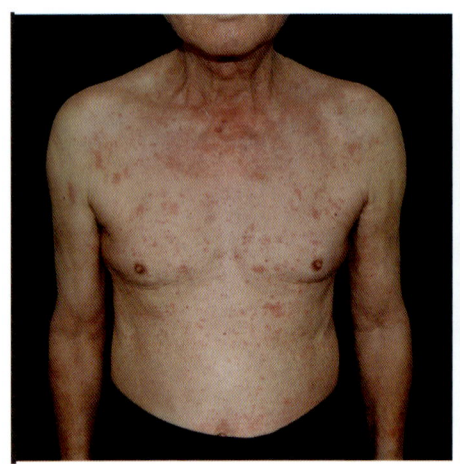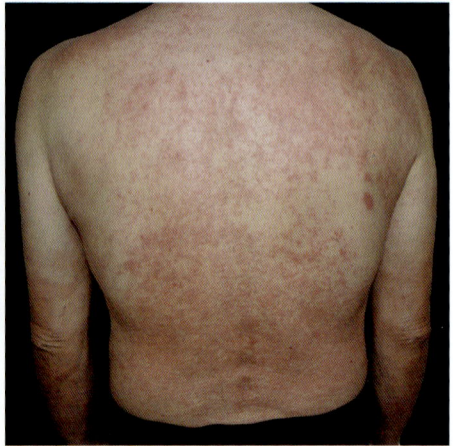

图2-37　7周随访（病例4）

后续治疗：停用生物制剂，改用甲氨蝶呤15 mg肌内注射或口服，联合外用激素治疗。患者红斑丘疹、瘙痒逐渐缓解。

案例总结（该患者特殊性）

（1）生物制剂治疗银屑病可发生湿疹化改变，即免疫漂移。发生漂移者常伴有嗜酸性粒细胞水平或外周血IgE升高，或有特应性疾病病史（特应性皮炎、湿疹、哮喘或过敏性鼻结膜炎），特应性疾病病史与英夫利西单抗的湿疹发展显著相关（比率3.6，95%置信区间1.0～12.8）。

（2）出现轻度湿疹样皮炎后，可维持原有生物制剂治疗或转换至其他靶向的生物制剂治疗，同时外用他克莫司软膏、类固醇类激素药膏和保湿剂；出现中、重度湿疹样皮炎时停用生物制剂治疗，系统上使用环孢素、甲氨蝶呤、JAK抑制剂，辅以外用他克莫司软膏、类固醇类激素药膏和保湿剂，联合NB-UVB等治疗。

病例5：生物制剂治疗银屑病甲

患者，男，44岁，74.5 kg

主诉 躯干、四肢红斑鳞屑10余年，甲增厚、浑浊4年余。

现病史 患者10余年前无明显诱因出现躯干、四肢远端散在红斑块，脱屑，外用曲安奈德、地奈德等，可缓解，但反复发作，皮疹时轻时重，好转时可完全消退。4年余前患者开始出现指甲及趾甲远端变黄、浑浊，当地医院多次查真菌阴性，先后口服伊曲康唑、特比萘芬等，无明显缓解。无发热、脓疱、关节疼痛等不适。现患者为求进一步诊治于我科门诊就诊。患者精神、胃纳可，睡眠差，大小便正常，体重无明显改变。

既往史 否认特殊系统性疾病史。

体格检查 生命体征平稳，心、肺、腹查体未见明显异常。

皮肤病专科情况 躯干、四肢可见泛发红斑块，边界清楚，上覆薄层鳞屑，双手指甲、双足趾甲变黄、增厚、浑浊，趾甲（指甲）顶针样变。

皮损照片（图2-38）

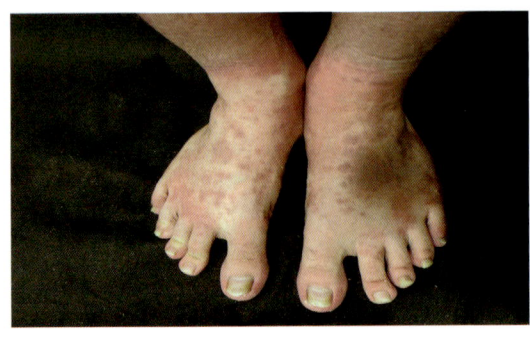

图2-38 皮损照片（病例5）

检验筛查

血常规、肝功能、肾功能、感染八项、IGRA、胸部CT均未见明显异常。

诊断结果

（1）重度斑块状银屑病。

（2）银屑病甲。

治疗方案

司库奇尤单抗300 mg皮下注射，每周1次。

8周随访

症状体征：躯干、四肢红斑块较前明显消退，鳞屑减少，可见色素沉着斑。指甲、趾甲远端仍有变黄、增厚、浑浊、顶针样变（图2-39）。

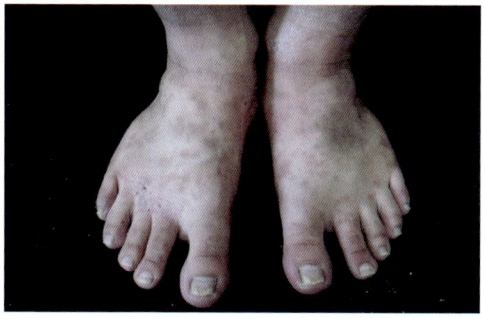

图2-39　8周随访（病例5）

后续治疗：司库奇尤单抗300 mg皮下注射，每月1次。

38周随访

症状体征：躯干、四肢见皮疹退后色素沉着，双手指甲未见明显异常，双足趾甲远端少许缺失，未见增厚、浑浊、顶针样变（图2-40）。

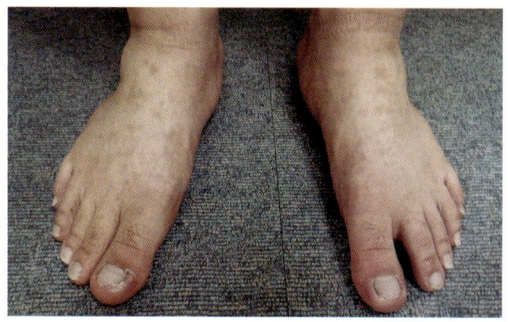

图2-40　38周随访（病例5）

后续治疗：司库奇尤单抗300 mg皮下注射，每月1次。

42周随访

症状体征：躯干、四肢见皮疹退后色素沉着，指甲、趾甲未见明显浑浊、顶针样变（图2-41）。

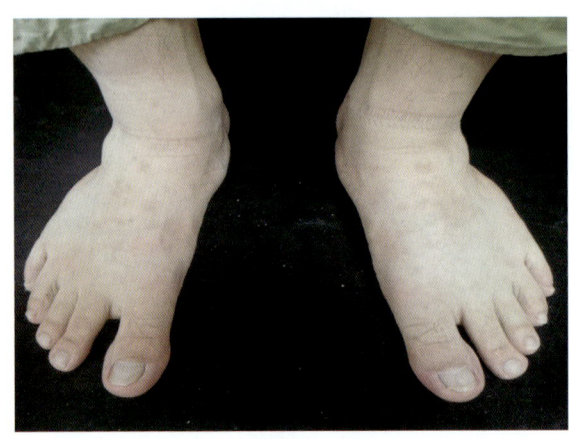

图2-41　42周随访（病例5）

后续治疗：司库奇尤单抗300 mg皮下注射，每月1次。

案例总结（该患者特殊性）

患者除典型银屑病红斑块、鳞屑外，指甲、趾甲受累明显，且传统治疗对于银屑病甲疗效较差，而生物制剂治疗银屑病甲疗效确切、安全性良好，可作为银屑病甲治疗的较佳选择。

附 录

扫码即可下载

寻常型银屑病临床路径表单

适用对象：第一诊断为寻常型银屑病（ICD-10:L40.000）

患者姓名： 性别： 年龄： 门诊号： 住院号：

住院日期： 年 月 日 出院日期： 年 月 日 标准住院日：7天

时间	住院第1天	住院第2天
主要诊疗工作	□ 询问病史及进行体格检查 □ 完成住院病历 □ 完成初步的病情评估和诊疗方案 □ 患者或其家属签署"告知及授权委托书"	□ 上级医师查房 □ 根据实验室检查的结果，完成病情评估并制订治疗计划 □ 必要时请相关科室会诊 □ 患者或其家属签署"接受药物治疗知情同意书"（使用免疫抑制剂者） □ 患者或其家属签署"接受光疗治疗知情同意书" □ 患者或其家属签署"自费药物协议书""生物制剂治疗知情同意书"（使用生物制剂者）
重点医嘱	长期医嘱： □ 皮肤科护理常规 □ 饮食（根据病情） □ 局部外用药物治疗 □ 物理治疗（必要时） □ 免疫调节剂治疗（必要时） □ 中成药治疗（必要时） 临时医嘱： □ 血常规、尿常规、大便常规 □ 肝功能、肾功能、电解质、血糖、糖化血红蛋白、血脂、ANA、RF、免疫球蛋白、ESR、ASO、C反应蛋白、感染性疾病（肝炎、结核、梅毒、HIV）筛查 □ 胸部CT、心电图、腹部超声	长期医嘱： □ 局部外用药物治疗（视病情） □ 维A酸类药物治疗（视病情） □ 免疫抑制剂治疗（视病情） □ 生物制剂治疗（视病情） □ 保肝治疗（视病情） □ 降脂治疗（视病情） □ 外治法 □ 针灸疗法 □ 支持治疗 □ 合并症治疗 临时医嘱： □ 相关科室会诊（必要时）

（续表）

时间	住院第1天	住院第2天
主要护理工作	□进行疾病和安全宣教 □入院护理评估 □制订护理计划 □帮助患者完成辅助检查	□观察患者病情变化 □帮助患者完成辅助检查（需要时）
病情变异记录	□无　□有，原因： 1. 2.	□无　□有，原因： 1. 2.
护士签名		
医师签名		

时间	住院第7天（出院日）
主要诊疗工作	□上级医师诊疗评估，确定患者是否可以出院 □完成出院小结 □向患者及其家属交代出院后注意事项，预约复诊日期
重点医嘱	临时医嘱： □出院带药 □门诊随诊 □复查大便常规、血常规、肝功能、肾功能、电解质、血脂
主要护理工作	□通知出院处 □帮助患者办理出院手续 □出院后疾病指导
病情变异记录	□无　□有，原因： 1. 2.
护士签名	
医师签名	

脓疱型银屑病临床路径表单

适用对象：第一诊断为脓疱型银屑病（ICD-10:L40.102）

患者姓名：　　　　　性别：　　　年龄：　　　住院号：

住院日期：　年　月　日　　出院日期：　年　月　日　　标准住院日：7天

时间	住院第1天	住院第2天
主要诊疗工作	□ 询问病史及进行体格检查 □ 完成住院病历 □ 完成初步的病情评估和诊疗方案 □ 患者或其家属签署"告知及授权委托书"	□ 上级医师查房 □ 根据实验室检查的结果，完成病情评估并制订治疗计划 □ 必要时请相关科室会诊 □ 患者或其家属签署"接受药物治疗知情同意书"（使用免疫抑制剂者） □ 患者或其家属签署"接受光疗治疗知情同意书" □ 患者或其家属签署"自费药物协议书""生物制剂治疗知情同意书"（使用生物制剂者）
重点医嘱	长期医嘱： □ 皮肤科护理常规 □ 健康教育 □ 饮食（根据病情） □ 局部外用药物治疗 □ 物理治疗（必要时） □ 抗炎治疗（必要时） □ 中成药治疗（必要时） 临时医嘱： □ 血常规、尿常规、大便常规 □ 肝功能、肾功能、电解质、血糖、血脂、尿酸、凝血功能、降钙素原 □ ESR、ASO、C反应蛋白、感染性疾病筛查 □ 胸部CT、心电图、腹部B超 □ 脓疱细菌真菌病原检查	长期医嘱： □ 局部外用药物治疗 □ 维A酸类药物治疗（视病情） □ 免疫抑制剂治疗（视病情） □ 生物制剂治疗（视病情） □ 保肝治疗（视病情） □ 降脂治疗（视病情） □ 外治法 □ 针灸疗法 □ 支持治疗 □ 合并症治疗 临时医嘱： □ 相关科室会诊（必要时）

（续表）

时间	住院第1天	住院第2天
主要护理工作	□ 进行疾病和安全宣教 □ 入院护理评估 □ 制订护理计划 □ 帮助患者完成辅助检查	□ 观察患者病情变化 □ 帮助患者完成辅助检查（需要时）
病情变异记录	□无 □有，原因： 1. 2.	□无 □有，原因： 1. 2.
护士签名		
医师签名		

时间	住院第7天（出院日）
主要诊疗工作	□ 上级医师诊疗评估，确定患者是否可以出院 □ 完成出院小结 □ 向患者及其家属交代出院后注意事项，预约复诊日期
重点医嘱	临时医嘱： □ 出院带药 □ 健康教育 □ 门诊随诊
主要护理工作	□ 通知出院处 □ 帮助患者办理出院手续 □ 出院后疾病指导
病情变异记录	□无 □有，原因： 1. 2.
护士签名	
医师签名	

关节病型银屑病临床路径表单

扫码即可下载

适用对象：第一诊断为关节病型银屑病（ICD-10: L40.500）

患者姓名：　　　　性别：　　年龄：　　门诊号：　　住院号：

住院日期：　年　月　日　出院日期：　年　月　日　标准住院日：7天

时间	住院第1天	住院第2天
主要诊疗工作	□ 询问病史及进行体格检查 □ 完成住院病历 □ 完成初步的病情评估和诊疗方案 □ 患者或其家属签署"告知及授权委托书"	□ 上级医师查房 □ 根据实验室检查的结果，完成病情评估并制订治疗计划 □ 必要时请免疫科等相关科室会诊 □ 患者或其家属签署"接受药物治疗知情同意书"（使用免疫抑制剂者） □ 患者或其家属签署"接受光疗治疗知情同意书" □ 患者或其家属签署"自费药物协议书""生物制剂治疗知情同意书"（使用生物制剂者）
重点医嘱	长期医嘱： □ 皮肤科护理常规 □ 饮食（根据病情） □ 局部外用药物治疗 □ 物理治疗（必要时） □ 中成药治疗（必要时） 临时医嘱： □ 血常规、尿常规、大便常规+隐血 □ 肝、肾功能，电解质，血糖，血脂，ANA，抗核抗体谱17项，类风湿关节炎自身抗体谱，RF，HLA-B27*，免疫球蛋白，ESR，ASO，C反应蛋白，ESR，感染性疾病筛查 □ 胸部CT、心电图、关节X线片	长期医嘱： □ 局部外用药物治疗（视病情） □ NSAIDs治疗（视病情） □ 免疫抑制剂治疗（视病情） □ 生物制剂治疗（视病情） □ 保肝治疗（视病情） □ 外治法 □ 针灸疗法 □ 支持治疗 □ 合并症治疗 临时医嘱： □ 请免疫科等相关科室会诊（必要时）

（续表）

时间	住院第1天	住院第2天
病情变异记录	□无　□有，原因： 1. 2.	□无　□有，原因： 1. 2.
护士签名		
医师签名		

*人类白细胞抗原B27

时间	住院第7天 （出院日）
主要诊疗工作	□上级医师诊疗评估，确定患者是否可以出院 □完成出院小结 □向患者及其家属交代出院后注意事项，预约复诊日期
重点医嘱	临时医嘱： □出院带药 □门诊随诊
病情变异记录	□无　□有，原因： 1. 2.
护士签名	
医师签名	

红皮病型银屑病临床路径表单

适用对象：第一诊断为红皮病型银屑病（L40.802）

患者姓名：　　　　性别：　　　年龄：　　　住院号：

住院日期：　年　月　日　　出院日期：　年　月　日　　标准住院日：7天

扫码即可下载

时间	住院第1天	住院第2~5天
主要诊疗工作	□ 询问病史及进行体格检查 □ 完成住院病历 □ 完成初步的病情评估和诊疗方案 □ 患者或其家属签署"告知及授权委托书"（必要时）	□ 上级医师查房 □ 根据实验室检查的结果，完成病情评估并制订治疗计划 □ 患者或其家属签署"免疫抑制剂治疗知情同意书"等 □ 患者或其家属签署"自费药物协议书"等
重点医嘱	长期医嘱： □ 皮肤科护理常规 □ 优质蛋白饮食 □ 健康教育 □ 局部外用药物治疗 □ 支持对症治疗（视病情） □ 中成药治疗（必要时） 临时医嘱： □ 血常规、尿常规、大便常规+隐血 □ 肝功能、肾功能、电解质、血糖、血脂、凝血功能、降钙素原、NT-proBNP* □ ESR、ASO、C反应蛋白、血培养、感染性疾病筛查、肿瘤标志物筛查（必要时）、外周血异常白细胞涂片 □ 胸部CT、心电图、腹部B超 □ 相关科室会诊（必要时） □ 细菌培养+药敏（必要时） □ 真菌培养+药敏（必要时） □ 皮肤活检/病理（必要时）	长期医嘱： □ 系统使用维A酸类药物治疗（视病情） □ 抗炎、免疫调节治疗（视病情） □ 免疫抑制剂治疗（视病情） □ 生物制剂治疗（视病情） □ 物理治疗（视病情） □ 保肝治疗（视病情） □ 降脂治疗（视病情） □ 外治法 □ 针灸疗法 □ 支持治疗 □ 合并症治疗

（续表）

时间	住院第1天	住院第2~5天
主要护理工作	□ 进行疾病和安全宣教 □ 入院护理评估 □ 制订护理计划 □ 帮助患者完成辅助检查	□ 观察患者生命体征和病情变化
病情变异记录	□无 □有，原因： 1. 2.	□无 □有，原因： 1. 2.
护士签名		
医师签名		

*氨基末端脑钠肽前体

时间	住院第7天 （出院日）
主要诊疗工作	□ 上级医师诊疗评估，确定患者是否可以出院 □ 完成出院小结 □ 向患者及其家属交代出院后注意事项，预约复诊日期
重点医嘱	临时医嘱： □ 出院带药 □ 门诊复诊 □ 健康教育
主要护理工作	□ 通知出院处 □ 帮助患者办理出院手续 □ 出院后疾病指导
病情变异记录	□无 □有，原因： 1. 2.
护士签名	
医师签名	

寻常型（或关节病型）银屑病靶向治疗临床路径表单

适用对象：第一诊断为寻常型银屑病（ICD-10: L40.000）；
　　　　　关节病型银屑病（ICD-10: L40.500）

患者姓名：　　　　性别：　　年龄：　　门诊号：
住院号：
住院日期：　年　月　日　　出院日期：　年　月　日　　标准住院日：1～3天

扫码即可下载

时间	住院第1天	住院第2～3天（出院日）
主要诊疗工作	□ 询问病史及进行体格检查 □ 完成住院病历 □ 完成初步的病情评估和诊疗方案 □ 患者或其家属签署"告知及授权委托书" □ 患者或其家属签署"接受药物治疗知情同意书"（如使用免疫抑制剂者） □ 患者或其家属签署"自费药物协议书""生物制剂治疗知情同意书"	□ 上级医师诊疗评估，确定患者是否可以出院 □ 完成出院小结 □ 向患者及其家属交代出院后注意事项，预约复诊日期
重点医嘱	长期医嘱： □ 皮肤科护理常规 □ 饮食（根据病情） □ 局部外用药物治疗 □ 生物制剂治疗 □ 免疫抑制剂治疗（视病情） □ 保肝治疗（视病情） □ 降脂治疗（视病情） □ 外治法（视病情） 临时医嘱： □ 血常规、尿常规、大便常规 □ 肝功能、肾功能、电解质、血糖、糖化血红蛋白、血脂、ANA、RF、ESR、ASO、C反应蛋白、乙肝、丙肝、结核等感染性疾病筛查，HLA-B27、抗CCP抗体、PPD试验 □ 胸部CT、心电图、关节MRI	临时医嘱： □ 出院带药 □ 门诊随诊

（续表）

时间	住院第1天	住院第2~3天（出院日）
主要护理工作	□进行疾病和安全宣教 □入院护理评估 □制订护理计划 □帮助患者完成辅助检查	□观察患者病情变化
病情变异记录	□无 □有，原因： 1. 2.	□无 □有，原因： 1. 2.
护士签名		
医师签名		

生物制剂治疗知情同意书

扫码即可下载

南方医科大学皮肤病医院生物制剂治疗知情同意书							
患者姓名		性别		年龄		病历号		电话

疾病介绍和治疗建议：
医生已告知我患有＿＿＿＿＿＿，需要使用生物制剂治疗。所用生物制剂名称：＿＿＿＿＿＿
单价：＿＿＿＿＿＿

治疗潜在风险和对策（有些不常见的风险可能没有在此列出）：
1.我理解此治疗过程可能发生的风险：1）我理解我可能出现注射部位局部反应，包括轻至中度红斑、瘙痒、疼痛和肿胀等。2）我理解我可能出现全身性过敏反应，包括皮疹、颜面肿胀、喉部不适、咳嗽，有较小的概率出现血压下降、呼吸困难等。3）我理解此治疗可能导致机体免疫功能抑制，部分患者感染的发生率增加。4）我理解此治疗可能导致充血性心力衰竭加重。5）我理解此治疗可能导致恶心、呕吐、厌食等胃肠道刺激症状，肝功能异常等。6）我理解我可能有较小的概率出现血细胞减少、头痛、眩晕等症状。7）我理解此治疗是否增加恶性肿瘤的风险目前尚不明确。8）我理解此治疗对部分患者效果不佳。
2.我理解实施治疗过程中如果我不遵医嘱，可能影响药物效果或增加潜在风险。
特殊风险或主要高危因素：＿＿＿＿＿＿＿＿＿＿＿＿＿＿＿＿＿＿＿＿
一旦发生上述风险和意外，医生会采取积极应对措施。
替代方案：1）＿＿＿＿＿＿＿＿＿＿＿＿＿＿ 2）＿＿＿＿＿＿＿＿＿＿＿＿＿＿

患者知情选择：1）我的医生已经告知我将要进行的治疗及治疗后可能发生的并发症和风险、可能存在的其他治疗方法并且解答了我关于此次治疗的相关问题。2）我同意在治疗中医生可以根据我的病情对预定的治疗方式做出调整。3）我授权医师对治疗涉及的病变组织或标本进行处置，包括病理学检查、细胞学检查和医疗废物处理等。4）为便于观察疗效，我同意治疗前、治疗中、治疗后留取医学摄影或录像，我同意影像、文字资料院方存档，可以用于科研、教学、论文著作，不同意用于商业用途。5）我并未得到治疗百分之百成功的许诺。
我声明，经医师告知、讲解，我已充分理解上述情况，＿＿＿＿＿＿＿（同意或不同意）接受生物制剂治疗，并接受此种诊疗可能发生的医疗风险。

患者签名　　　　　　　　　　　　　　　年　　月　　日　　时　　分

（续表）

如果患者无法签署知情同意书，请其法定监护人/授权的亲属在此签名：
患者监护人/授权亲属与患者关系　　　　　　　　年　　月　　日　　时　　分
医生陈述：我已经告知患者将要进行的治疗方式、此次治疗及治疗后可能发生的并发症和风险、可能存在的其他治疗方法并且解答了患者关于此次治疗的相关问题。
医生签名　　　　　　　　　　　　　　　　　　年　　月　　日　　时　　分

免疫抑制剂治疗知情同意书

扫码即可下载

南方医科大学皮肤病医院免疫抑制治疗知情同意书					
患者姓名		性别		年龄	病区	病历号

疾病介绍和治疗建议： 医生已告知我患有_____，需要接受如下免疫抑制剂药物治疗：□糖皮质激素 □细胞毒药物（环磷酰胺、甲氨蝶呤）□环孢素A □霉酚酸酯 □其他药物：_____

治疗潜在风险和对策（有些不常见的风险可能没有在此列出）： 1.我理解该治疗可能发生的风险：1）我理解我可能出现骨髓抑制，包括白细胞减少、血小板减少或贫血等。2）我理解我可能出现胃肠道刺激症状，包括恶心、呕吐、厌食，以及肝功能异常等。3）我理解我可能出现机体免疫功能抑制，感染的风险增加。4）我理解我可能有较小的概率出现皮疹等过敏反应。5）我理解我可能有较小的概率出现出血性膀胱炎、性腺抑制和周围神经炎等。6）我理解长期大量使用可能增加恶性肿瘤的风险。7）我理解此治疗对部分患者治疗效果不佳。 2.我理解如果我患有高血压、糖尿病、肝肾功能不全、感染性疾病、血液系统疾病、免疫功能受损、肿瘤性疾病等时，以上这些风险可能会加大，甚至会危及生命，必要时可能不得不中断治疗。 3.我理解实施治疗过程中如果我不遵医嘱，可能影响药物效果或增加潜在风险。 特殊风险或主要高危因素：_____ 一旦发生上述风险和意外，医生会采取积极应对措施。 替代方案：1）_____ 2）_____

患者知情选择：1）我的医生已经告知我将要进行的治疗方式、此次治疗及治疗后可能发生的并发症和风险、可能存在的其他治疗方法并且解答了我关于此次治疗的相关问题。2）我同意在治疗中医生可以根据我的病情对预定的治疗方案做出调整。3）我授权医师对治疗涉及的病变组织或标本进行处置，包括病理学检查、细胞学检查和医疗废物处理等。4）为便于观察疗效，我同意治疗前、治疗中、治疗后留取医学摄影或录像，我同意影像、文字资料院方存档，可以用于科研、教学、论文著作，不同意用于商业用途。5）我并未得到治疗百分之百成功的许诺。

（续表）

我声明，经医师告知、讲解，我已充分理解上述情况，_____（同意或不同意）接受本免疫抑制剂治疗，并接受此种诊疗可能发生的医疗风险。				
患者签名　　　　　　　　　　　　　　　　年　　　月　　　日　　　时　　　分 如果患者无法签署知情同意书，请其法定监护人/授权的亲属在此签名： 患者监护人/授权亲属与患者关系　　　　　　年　　　月　　　日　　　时　　　分				
医生陈述：我已经告知患者将要进行的治疗方式、此次治疗及治疗后可能发生的并发症和风险、可能存在的其他治疗方法并且解答了患者关于此次治疗的相关问题。 医生签名　　　　　　　　　　　　　　　　年　　　月　　　日　　　时　　　分				

超说明书用药知情同意书

扫码即可下载

南方医科大学皮肤病医院超说明书用药知情同意书			
患者姓名	性别	年龄	病历号

疾病介绍和治疗建议：医生已告知我患有疾病，为实现患者健康利益最大化，现针对我的病情，建议"超说明书用药"。

超说明书用药药物名称：_____ 药物规格：_____

药品单价：_____ 用法用量：_____

超说明书用药类型：

□改变用药剂量 □改变适应证人群 □改变适应证 □改变用药途径

□其他_____ □备注：_____

根据我的病情，目前临床药品常规使用并不理想。在充分考虑药品不良反应、禁忌证、注意事项等后，按照有利患者健康、知情同意等原则，我们理解超说明书使用该药品是目前适宜的治疗方案。

治疗潜在风险和对策：医师、药师已对本知情同意书所载内容进行讲解，已告知我超说明书用药可能发生如下的不良反应，我理解包括且不限于：

_____

_____

_____

_____（详见后附药品说明书）

特殊风险或主要高危因素：_____

如果发生上述风险和意外，医生将会按照诊治常规采取积极应对措施。

替代方案：1)_____ 2)_____

患者知情选择：1) 我的医生已经告知我将要进行的治疗及治疗后可能发生的并发症和风险、可能存在的其他治疗方法并且解答了我关于此次治疗的相关问题。2) 我同意在治疗中医生可以根据我的病情对预定的治疗方式做出调整。3) 我授权医师对治疗涉及的病变组织或标本进行处置，包括病理学检查、细胞学检查和医疗废物处理等。4) 为便于观察疗效，我同意治疗前、治疗中、治疗后留取医学摄影或录像，我同意影像、文字资料院方存档，可以用于科研、教学、论文著作，不同意用于商业用途。5) 我并未得到治疗百分之百成功的许诺。

（续表）

我声明，经医师告知、讲解，我已充分理解上述情况，_____（同意或不同意）接受本次超说明书用药，并接受此种诊疗可能发生的医疗风险。					
患者签名	年	月	日	时	分
如果患者无法签署知情同意书，请其法定监护人/授权的亲属在此签名：					
患者监护人/授权亲属与患者关系	年	月	日	时	分
医生陈述：我已经告知患者将要进行的治疗方式、此次治疗及治疗后可能发生的并发症和风险、可能存在的其他治疗方法并且解答了患者关于此次治疗的相关问题。					
医生签名	年	月	日	时	分

预防性抗结核治疗知情同意书

患者姓名：　　　　性别：　　年龄：　　科室：　　　　床号：
住院号：　　　　临床诊断：
拟治疗时间：　　年　月　日　　谈话时间：　　年　月　日
谈话地点：

扫码即可下载

一、谈话内容

抗结核治疗具有以下风险：

1. 肝功能损害、周围神经炎；
2. 可出现泪、尿、粪、痰等染色呈橘红色；
3. 胃肠道反应、过敏；
4. 妊娠早期禁用；
5. 球后神经炎，应定期查视力及视野；
6. 高尿酸血症、诱发痛风；
7. 其他。

上述风险均有可能发生，一旦发生则有可能出现不同程度的不良后果，并相应增加经济负担，请患方在充分理解以上谈话内容后自主决定是否选择以上治疗，并写明意见和签名。

二、患者意见

经医师告知，我（或我们）充分理解以上谈话内容，_____接受以上治疗并承担相应风险。

患者签名：　　　　　　　　　　　　　年　　月　　日
患者家属/监护人签名：

与患者关系：　　　　　　　　　　　　年　　月　　日

谈话医生签名：　　　　　　　主治以上医师签名：

参考文献

[1] AYALA-FONTANEZ N, SOLER D C, MCCORMICK T S. Current knowledge on psoriasis and autoimmune diseases [J]. Psoriasis, 2016, 6: 7-32.

[2] PARISI R, SYMMONS D P, GRIFFITHS C E, et al. Global epidemiology of psoriasis: a systematic review of incidence and prevalence [J]. J Invest Dermatol, 2013, 133 (2): 377-385.

[3] MAHIL S K, CAPON F, BARKER J N. Genetics of psoriasis [J]. Dermatol Clin, 2015, 33 (1): 1-11.

[4] WINCHELL S A, WATTS R A. Relaxation therapies in the treatment of psoriasis and possible pathophysiologic mechanisms [J]. J Am Acad Dermatol, 1988, 18 (1 Pt 1): 101-104.

[5] MOHLA G, BRODELL R T. Koebner phenomenon in psoriasis. A common response to skin trauma [J]. Postgrad Med, 1999, 106 (3): 39-40.

[6] OGAWA E, SATO Y, MINAGAWA A, et al. Pathogenesis of psoriasis and development of treatment [J]. J Dermatol, 2018, 45 (3): 264-272.

[7] BISSONNETTE R, NIGEN S, LANGLEY R G, et al. Increased expression of IL-17A and limited involvement of IL-23 in patients with palmo-plantar (PP) pustular psoriasis or PP pustulosis: results from a randomised controlled trial [J]. J Eur Acad Dermatol Venereol, 2014, 28 (10): 1298-1305.

[8] MEASE P J, MCINNES I B, KIRKHAM B, et al. Secukinumab Inhibition of Interleukin-17A in Patients with Psoriatic Arthritis [J]. N Engl J Med, 2015, 373 (14): 1329-1339.

[9] REED W B, BECKER S W, ROHDE R, et al. Psoriasis and arthritis. Clinicopathologic study [J]. Arch Dermatol, 1961, 83: 541-548.

[10] HENSELER T, CHRISTOPHERS E. Disease concomitance in psoriasis [J]. J Am Acad Dermatol, 1995, 32 (6): 982-986.

[11] GERDES S, MROWIETZ U. [Comorbidities and psoriasis. Impact on clinical practice] [J]. Hautarzt, 2012, 63 (3): 202-213.

[12] TAKESHITA J, GREWAL S, LANGAN S M, et al. Psoriasis and comorbid diseases: epidemiology [J]. J Am Acad Dermatol, 2017, 76 (3): 377-390.

[13] RADTKE M A, MROWIETZ U, FEUERHAHN J, et al. Early detection of comorbidity in psoriasis: recommendations of the National Conference on Healthcare in Psoriasis [J]. J Dtsch Dermatol Ges, 2015, 13 (7): 674-690.

[14] PICARD D, BENICHOU J, SIN C, et al. Increased prevalence of psoriasis in patients with coronary artery disease: results from a case-control study [J]. Br J Dermatol, 2014, 171 (3): 580-587.

[15] GELFAND J M, NEIMANN A L, SHIN D B, et al. Risk of myocardial infarction in patients with psoriasis [J]. JAMA, 2006, 296 (14): 1735-1741.

[16] WU J J, GUERIN A, SUNDARAM M, et al. Cardiovascular event risk assessment in psoriasis patients treated with tumor necrosis factor-alpha inhibitors versus methotrexate [J]. J Am Acad Dermatol, 2017, 76 (1): 81-90.

[17] KRASNOVA T N, SAMOKHODSKAYA L M, IVANITSKY L V, et al. [Impact of interleukin-10 and interleukin-28 gene polymorphisms on the development and course of lupus nephritis] [J]. Ter Arkh, 2015, 87 (6): 40-44.

[18] JENSEN P, SKOV L. Psoriasis and Obesity [J]. Dermatology, 2016, 232 (6): 633-639.

[19] COHEN A D, SHERF M, VIDAVSKY L, et al. Association between psoriasis and the metabolic syndrome. A cross-sectional study [J]. Dermatology, 2008, 216 (2): 152-155.

[20] KRUGLIKOV I L, WOLLINA U. Local effects of adipose tissue in psoriasis and psoriatic arthritis [J]. Psoriasis, 2017, 7: 17-25.

[21] MURRAY M L, BERGSTRESSER P R, ADAMS-HUET B, et al. Relationship of psoriasis severity to obesity using same-gender siblings as controls for obesity [J]. Clin Exp Dermatol, 2009, 34 (2): 140-144.

[22] GUI X Y, YU X L, JIN H Z, et al. Prevalence of metabolic syndrome in Chinese psoriasis patients: a hospital-based cross-sectional study [J]. J Diabetes Investig, 2018, 9 (1): 39-43.

[23] GRUNDY S M, CLEEMAN J I, MERZ C N, et al. Implications of recent clinical trials for the National Cholesterol Education Program Adult Treatment Panel III guidelines [J]. Circulation, 2004, 110 (2): 227-239.

[24] STERN R S, LUNDER E J. Risk of squamous cell carcinoma and methoxsalen (psoralen) and UV-A radiation (PUVA). A meta-analysis [J]. Arch Dermatol, 1998, 134 (12): 1582-1585.

[25] CHRISTOPHERS E. Periodontitis and risk of psoriasis: another comorbidity [J]. J Eur Acad Dermatol Venereol, 2017, 31 (5): 757-758.

[26] PAPADAVID E, DALAMAGA M, VLAMI K, et al. Psoriasis is associated with risk of obstructive sleep apnea independently from metabolic parameters and other comorbidities: a large hospital-based case-control study [J]. Sleep Breath, 2017, 21 (4): 949-958.

[27] CHIANG Y Y, LIN H W. Association between psoriasis and chronic obstructive pulmonary disease: a population-based study in Taiwan [J]. J Eur Acad Dermatol Venereol, 2012, 26 (1): 59-65.

[28] PEDREIRA P G, PINHEIRO M M, SZEJNFELD V L. Bone mineral density and body composition in postmenopausal women with psoriasis and psoriatic arthritis [J]. Arthritis Res Ther, 2011, 13 (1): R16.

[29] MOLINA-LEYVA A, JIMENEZ-MOLEON J J, NARANJO-SINTES R, et al. Sexual dysfunction in psoriasis: a systematic review [J]. J Eur Acad Dermatol Venereol, 2015, 29 (4): 649-655.

[30] PARSI K K, BREZINSKI E A, LIN T C, et al. Are patients with psoriasis being screened for cardiovascular risk factors? A study of screening practices and awareness among primary care physicians and cardiologists [J]. J Am Acad Dermatol, 2012, 67 (3): 357-362.

[31] LALLAS A, KYRGIDIS A, TZELLOS T G, et al. Accuracy of dermoscopic criteria for the diagnosis of psoriasis, dermatitis, lichen planus and pityriasis rosea [J]. Br J Dermatol, 2012, 166 (6): 1198-1205.

[32] ARDIGO M, COTA C, BERARDESCA E, et al. Concordance between in vivo reflectance confocal microscopy and histology in the evaluation of plaque psoriasis [J]. J Eur Acad Dermatol Venereol, 2009, 23 (6): 660-667.

[33] GUPTA A K, TURNBULL D H, HARASIEWICZ K A, et al. The use of high-frequency ultrasound as a method of assessing the severity of a plaque of psoriasis [J]. Arch Dermatol, 1996, 132 (6): 658-662.

[34]《中国关节病型银屑病诊疗共识（2020）》编写委员会专家组. 中国关

节病型银屑病诊疗共识（2020）[J].中华皮肤科杂志，2020，53（8）：585-595.

[35] 中华医学会皮肤性病学分会，中国医师协会皮肤科医师分会，中国中西医结合学会皮肤性病专业委员会.中国银屑病生物治疗专家共识（2019）[J].中华皮肤科杂志，2019，52（12）：863-871.

[36] GELMETTI C. Therapeutic moisturizers as adjuvant therapy for psoriasis patients [J]. Am J Clin Dermatol, 2009, 10 (Suppl 1): 7-12.

[37] CAMARASA J M, ORTONNE J P, DUBERTRET L. Calcitriol shows greater persistence of treatment effect than betamethasone dipropionate in topical psoriasis therapy [J]. J Dermatolog Treat, 2003, 14 (1): 8-13.

[38] KOO J Y, LOWE N J, LEW-KAYA D A, et al. Tazarotene plus UVB phototherapy in the treatment of psoriasis [J]. J Am Acad Dermatol, 2000, 43 (5 Pt 1): 821-828.

[39] CARRASCOSA J M, VANACLOCHA F, BORREGO L, et al. [Update of the topical treatment of psoriasis] [J]. Actas Dermosifiliogr, 2009, 100 (3): 190-200.

[40] DANIEL B S, ORCHARD D. Ocular side-effects of topical corticosteroids: what a dermatologist needs to know [J]. Australas J Dermatol, 2015, 56 (3): 164-169.

[41] ORTIZ Z, SHEA B, SUAREZ-ALMAZOR M E, et al. The efficacy of folic acid and folinic acid in reducing methotrexate gastrointestinal toxicity in rheumatoid arthritis. A metaanalysis of randomized controlled trials [J]. J Rheumatol, 1998, 25 (1): 36-43.

[42] YELAMOS O, PUIG L. Systemic methotrexate for the treatment of psoriasis [J]. Expert Rev Clin Immunol, 2015, 11 (5): 553-563.

[43] AMOR K T, RYAN C, MENTER A. The use of cyclosporine in dermatology: part I [J]. J Am Acad Dermatol, 2010, 63 (6): 925-946, 947-948.

[44] CAMP R D, REITAMO S, FRIEDMANN P S, et al. Cyclosporin A in severe, therapy-resistant atopic dermatitis: report of an international workshop, April 1993 [J]. Br J Dermatol, 1993, 129 (2): 217-220.

[45] GRIFFITHS C E M, KATSAMBAS A, DIJKMANS B A C, et al. Update on the use of ciclosporin in immune-mediated dermatoses [J]. Br J Dermatol, 2006, 155 (Suppl 2): 1-16.

[46] WARREN R B, GRIFFITHS C E. Systemic therapies for psoriasis:

methotrexate, retinoids, and cyclosporine [J]. Clin Dermatol, 2008, 26(5): 438-447.

[47] BRINDLEY C J. Overview of recent clinical pharmacokinetic studies with acitretin (Ro 10-1670, etretin) [J]. Dermatologica, 1989, 178(2): 79-87.

[48] DALAKER M, BONESRONNING J H. Long-term maintenance treatment of moderate-to-severe plaque psoriasis with infliximab in combination with methotrexate or azathioprine in a retrospective cohort [J]. J Eur Acad Dermatol Venereol, 2009, 23(3): 277-282.

[49] SUESS A, STICHERLING M. Leflunomide in subacute cutaneous lupus erythematosus-two sides of a coin [J]. Int J Dermatol, 2008, 47(1): 83-86.

[50] HAUFS M G, BEISSERT S, GRABBE S, et al. Psoriasis vulgaris treated successfully with mycophenolate mofetil [J]. Br J Dermatol, 1998, 138(1): 179-181.

[51] BRENNER M, MOLIN S, RUEBSAM K, et al. Generalized pustular psoriasis induced by systemic glucocorticosteroids: four cases and recommendations for treatment [J]. Br J Dermatol, 2009, 161(4): 964-966.

[52] WILSON A G, CLARK I, HEARD S R, et al. Immunoblotting of streptococcal antigens in guttate psoriasis [J]. Br J Dermatol, 1993, 128(2): 151-158.

[53] WALECKA I, OLSZEWSKA M, RAKOWSKA A, et al. Improvement of psoriasis after antibiotic therapy with cefuroxime axetil [J]. J Eur Acad Dermatol Venereol, 2009, 23(8): 957-958.

[54] KOMINE M, TAMAKI K. An open trial of oral macrolide treatment for psoriasis vulgaris [J]. J Dermatol, 2000, 27(8): 508-512.

[55] TSANKOV N, GROZDEV I. Rifampicin—a mild immunosuppressive agent for psoriasis [J]. J Dermatolog Treat, 2011, 22(2): 62-64.

[56] REICH K, NESTLE F O, PAPP K, et al. Infliximab induction and maintenance therapy for moderate-to-severe psoriasis: a phase III, multicentre, double-blind trial [J]. Lancet, 2005, 366(9494): 1367-1374.

[57] CAI L, GU J, ZHENG J, et al. Efficacy and safety of adalimumab in Chinese patients with moderate-to-severe plaque psoriasis: results from a phase 3, randomized, placebo-controlled, double-blind study [J]. J Eur Acad Dermatol Venereol, 2017, 31

（1）：89-95.

［58］ZHU X, ZHENG M, SONG M, et al. Efficacy and safety of ustekinumab in Chinese patients with moderate to severe plaque-type psoriasis: results from a phase 3 clinical trial (LOTUS)［J］. J Drugs Dermatol, 2013, 12（2）：166-174.

［59］THACI D, BLAUVELT A, REICH K, et al. Secukinumab is superior to ustekinumab in clearing skin of subjects with moderate to severe plaque psoriasis: CLEAR, a randomized controlled trial［J］. J Am Acad Dermatol, 2015, 73（3）：400-409.

［60］REICH K, PINTER A, LACOUR J P, et al. Comparison of ixekizumab with ustekinumab in moderate-to-severe psoriasis: 24-week results from IXORA-S, a phase Ⅲ study［J］. Br J Dermatol, 2017, 177（4）：1014-1023.

［61］DEODHAR A, HELLIWELL P S, BOEHNCKE W H, et al. Guselkumab in patients with active psoriatic arthritis who were biologic-naive or had previously received TNFalpha inhibitor treatment (DISCOVER-1): a double-blind, randomised, placebo-controlled phase 3 trial［J］. Lancet, 2020, 395（10230）：1115-1125.

［62］中国心血管病风险评估和管理指南编写联合委员会. 中国心血管病风险评估和管理指南［J］. 中国循环杂志, 2019, 34（1）：4-28.

［63］蔡璟浩, 周健.《2021年美国糖尿病学会糖尿病医学诊疗标准》解读［J］. 中国医学前沿杂志（电子版）, 2021, 13（2）：13-23.

［64］中华医学会糖尿病学分会. 中国2型糖尿病防治指南（2020年版）（上）［J］. 中国实用内科杂志, 2021, 41（8）：668-695.

［65］中华医学会糖尿病学分会. 中国2型糖尿病防治指南（2020年版）（下）［J］. 中国实用内科杂志, 2021, 41（9）：757-784.

［66］焦晓璐, 秦彦文. 血脂异常基层诊疗建议［J］. 中国医药, 2018, 13（6）：949-952.

［67］European Association for The Study of The Liver（EASL）, European Association for The Study of Diabetes（EASD）, European Association for The Study of Obesity（EASO）. EASL-EASD-EASO Clinical Practice Guidelines for the management of non-alcoholic fatty liver disease［J］. J Hepatol, 2016, 64（6）：1388-1402.

［68］中华医学会肝病学分会脂肪肝和酒精性肝病学组, 中国医师协会脂肪性肝病专家委员会. 非酒精性脂肪性肝病防治指南（2018更新版）［J］. 传染病信息, 2018, 31（5）：393-402.

［69］陈晓平, 崔兆强, 林金秀, 等.《2020国际高血压学会全球高血压实践

指南》解读[J].中国医学前沿杂志（电子版），2020，12（5）：54-60.

[70] UNGER T, BORGHI C, CHARCHAR F, et al. 2020 International Society of Hypertension Global Hypertension Practice Guidelines[J]. Hypertension, 2020, 75（6）：1334-1357.

[71]赵连友，孙英贤，李玉明，等.高血压合并动脉粥样硬化防治中国专家共识[J].中华高血压杂志，2020，28（2）：116-123.

[72]张新超，于学忠，陈凤英，等.急性冠脉综合征急诊快速诊治指南（2019）[J].中国急救医学，2019，39（4）：301-308.

[73]胡大一.立足综合预防，有效应对心血管疾病危机 谈中国心血管疾病的一级预防[J].中国社区医师，2011，27（13）：5.

[74]刘丽萍，陈玮琪，段婉莹，等.中国脑血管病临床管理指南（节选版）：缺血性脑血管病临床管理[J].中国卒中杂志，2019，14（7）：709-726.

[75]钟迪，张舒婷，吴波.《中国急性缺血性脑卒中诊治指南2018》解读[J].中国现代神经疾病杂志，2019，19（11）：897-901.

[76] NAST A, SMITH C, SPULS P I, et al. EuroGuiDerm Guideline on the systemic treatment of Psoriasis vulgaris - Part 2: specific clinical and comorbid situations[J]. J Eur Acad Dermatol Venereol, 2021, 35（2）：281-317.